KAWADE
夢文庫

人体の驚異!
[耳と声と音]の
謎と不思議

録音した自分の声が、
ヘンな声に聞こえるのはどうして?

ライフ・サイエンス研究班[編]

河出書房新社

本文イラスト◆えびなみつる
◆瀬川尚志
協力◆エディターズワーク

「耳」「声」「音」の謎と不思議から人体の驚異のメカニズムにせまる！●まえがき

風の音、犬の遠吠《とおぼ》え、都会の喧騒《けんそう》、クルマの走行音、カラオケの絶唱、モーツァルト、ロック、恋人たちの囁《ささや》き声、オナラ……。

私たちのまわりには、じつに多彩な音がつねに存在している。それらの音は、どうやって私たちの耳に届くのだろうか。そして、それらの音を聞いて、私たちは、なぜそれを美しいと思ったり、不快だと感じたりするのだろうか。

音をキャッチするのはいうまでもなく耳だが、脳を含めた人間の聴覚は、まさに驚異というしかない、精緻《せいち》で巧妙なメカニズムによって、次々に押し寄せる音を処理している。本書では、そのカラクリをわかりやすく解説した。

さらに、この本では、「音」と「耳」だけでなく、私たちがもっとも耳にする音の代表として、人間の「声」についても取り上げた。美声、しゃがれ声、大声、裏声……声もまた、じつに奥が深く、興味深いテーマなのだ。

というわけで、この本のテーマは〝音にまつわる人体の驚異〟。ふだんは気にもとめない「耳と声と音」の謎と不思議を、たっぷりと堪能《たんのう》していただきたい。

ライフ・サイエンス研究班

1 人間の耳は、どこまで騒音に耐えられるか？

意外と知らない「耳の仕組み」と「聞こえ方」――

「音」と「耳」のフシギな関係 14

お風呂での鼻歌が、いつもより上手に聞こえるのは？／14

録音した自分の声がヘンな声に聞こえるのは、なぜ？／15

「音が聞こえる」って、そもそもどういうこと？／17

「犬笛」の音が人間には聞こえず、犬には聞こえる理由／19

「耳鳴り」の音は、〝気のせい〟だけではない?!／21

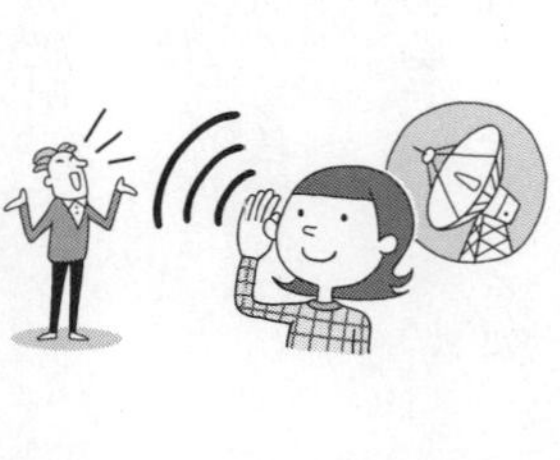

ヒトの脳は〝存在しない音〟も聞いてしまう！／23

耳の構造と驚異の能力 25

「耳たぶ」には、どんな役目がある？／25
人間の耳は、どこまで騒音に耐えられるか？／27
好きな音楽なら、大音量で聴いても難聴になりにくい?!／29
「音の聞こえる方向がわかる」って、こんなにスゴイこと！／31
雑踏の中でも、なぜ恋人の声は聞き分けられる？／33
耳の後ろに手をあてがうと、どれくらいよく聴こえる？／35
耳もとでささやかれると気持ちイイ理由／37

人の耳が区別する「快音」と「不快音」 39

「波音が心地いい」ワケは〝数字〟にあり！／39
蚊の羽音は、なぜあんなに不快なのか？／41
CDよりLPのほうが〝あたたかい音〟に聞こえる謎／43
黒板をひっかく音が不快なのは、サルから進化したから?!／46
えっ！現代の若者は「快音」を「騒音」と感じるって?!／47
新幹線やクルマでは、どんな騒音対策がとられている？／49
高速道路の運転が眠りを誘う、もっともなワケ／52

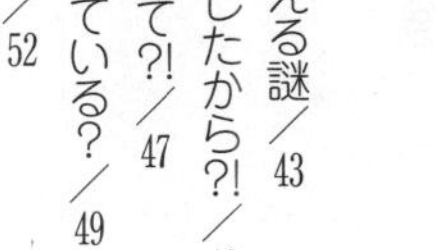

2 いびきの〝音色〟は、なんと30種類もあるって?!

——人体が出す「音」、自然や社会の「音」の秘密——

人体が出す音の秘密　56

関節は、どうしてポキポキ鳴るの？／56
医者は患者の胸をトントンして、何を調べている？／58
オナラの音色はなぜ、多種多様なのか？／59
いびきの〝音色〟は、なんと30種類もあるって?!／61
大音量で歯ぎしりしても、本人には聞こえていないのは？／62
ボクサーの立てる、「シュッシュッ」という音の正体は？／64

自然界にあふれる音の正体　65

昼間は聞こえない電車の音が、朝晩は聞こえやすいワケ／65
雪が降ると、妙に静かになるのは、なぜ？／66
風の音は、空気が〝割られる〟ことで生まれる！／68
心霊現象まがいの「揺れ」を起こす〝聞こえない音〟とは？／70
完全な無音状態だと、人間はどうなる？／71

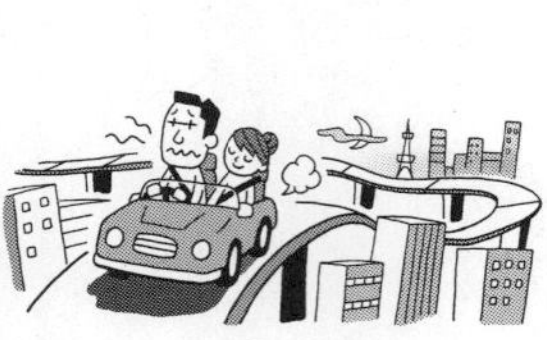

キツツキは、音が遠くまで響く木を選んでつついている！／73
誰も聞いたことがないのに、恐竜の鳴き声が再現できるワケ／75

身近なあの音への素朴な疑問 77
スピーカーにマイクを近づけると「キーンッ」と音がするのは？／77
プッシュホンの音は、なぜあの音に決まっているのか／78
救急車のサイレンを聞くと犬が吠えるのは、なぜ？／80
ベンツのドアを閉める音が高級っぽいのは、どうして？／82
「5・1サラウンド」だと、なぜ臨場感ある音になる？／83
もっともリアルな音を録音するための、最新技術とは？／84

3

ヒトが発する声には、謎と不思議がいっぱい――

電話の声だと、なぜ親兄弟に間違えられやすいのか？

人間の声に隠された特徴とクセ 88
なぜ、人間の声は一人一人違うのか？／88
電話の声だと、なぜ親兄弟に間違えられやすいのか？／90
ものまね名人は、「声紋」もコピーできるのか？／92

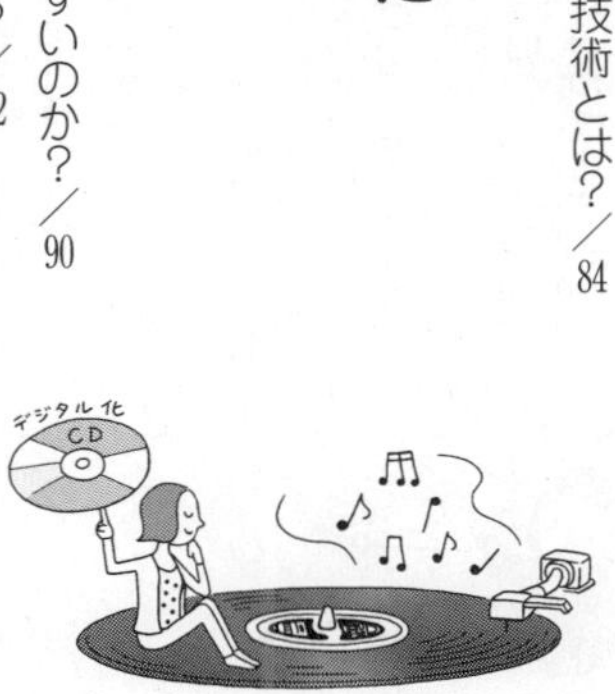

赤ちゃんの声と救急車のサイレンの、意外な共通点／94
男も女もする「声変わり」。男性だけが目立つのは？／96
えっ！年をとると、高い音が聴こえにくくなるって?!／98
年をとると、なぜしわがれ声になる？／100
〝寝ぼけ声〟を早くなおすテクニック／102
「大声大会」で勝つコツがある！／103
ヘリウムガスとは反対に、「声が低くなるガス」はある？／105

声をコントロールする知恵　107

ギョッ！ナメクジを飲むと、声がよくなる?!／107
下手な歌を歌うと、なぜ「ぬかみそが腐る」といわれる？／109
音痴をなおす、とっておきの方法がある！／110
カラオケをうまく歌うために、必要な条件とは？／112
発声や歌唱には、腹式呼吸がいいといわれるのは、なぜ？／114
背の高い人ほど音域が広いのは、「声帯」と関係あり！／117
どうして裏声だと、地声ではムリな高い声が出るの？／119
えっ！一人で同時に、2つの音を出す歌い方がある?!／121
「絶対音感」と〝音楽の才能〟は、じつは関係ない！／123
あの有名歌手は、「1／fゆらぎ」の声をもっているって?!／126

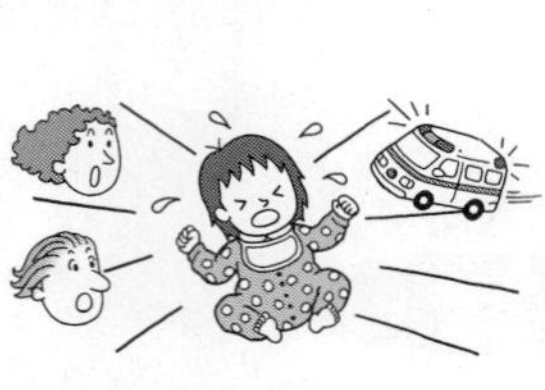

4
えっ！超音波で洗濯物がきれいになるって？！
「音」を科学したら、意外な効果がわかった——

そもそも「音」とは何か 134

水を目一杯入れた風船を割っても、「パンッ！」という音がしないのは？／134
スター・ウォーズの戦闘シーンは、〝ウソだらけ〟だって？！／136
水中と空気中では、どっちが音が伝わりやすい？／137
男性と女性、山びこがよく響くのはどっち？／139
コップに水を注ぐと、なぜだんだん音が高くなる？／141
音の強さ（大きさ）を表す単位は、どうやって決まった？／143
「世界中に響き渡る音」は、存在する？／145
音速を超えるスピードで飛ぶと、音はどう聞こえる？／147

音はここまで〝活用〟できる 149

たむろしている若者たちを、追い出す音があるって？／149
えっ！超音波で洗濯物がきれいになるって？！／151
超音波は、安心・安全な接着剤にもなる？！／152

超音波で胎内の赤ちゃんの様子がわかるのは、なぜ?／154
特定の場所にいる人にだけ、聞こえるスピーカーがあるって?／156
芝居、飲食店、スーパー…で利用される「音」／158
なぜ、音が腎臓結石を破壊できるのか?／160
喫茶店やホテルのロビーのBGMには、〝消音作用〟がある?!／161
近い将来、音で発電できるようになるって?!／163
日本庭園は、音で人をもてなしていた!／164
〝音職人〟が教える、オモシロ効果音のつくり方／166

5 「胎教のための音楽」は本当に効きめがある?

人はいかに「音楽」をつくり出し、楽しんできたか――

音楽と楽器の意外な「常識」 170
ドレミの音階は、どうやって決まった?／170
なぜ「不協和音」は不快に聞こえるのか?／172
音色は、3つの要素で公平に表現することができる?!／176
音楽を聴くと、「色」が見える人がいる!／178

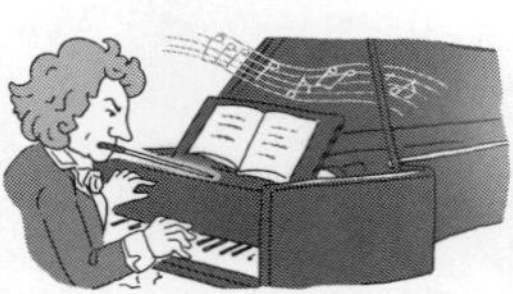

ベートーヴェンは〝骨〟で音を聴いていたってホント?!／180
オーケストラの音合わせで、オーボエが基準になるワケ／182
グランドピアノは、なぜ鳥の羽のような形をしている?／184

カラダとココロを動かす音楽の力 186

「胎教のための音楽」は、本当に効きめがある?／186
クラシック音楽を聴いていると、なぜ眠くなる?／188
「モーツアルトを聴いた牛」は、たくさん乳を出すって?!／190
晴れの〝檜舞台〟は、音もいいという真実／193
えっ！音のない曲が存在するって?／195

6

ところ変われば「耳・脳・言葉」もこんなに変わる——

日本人が、英語の発音を苦手とするもっともなワケ

「おしゃべり」と「声」の気になる話 198

オバさんが電話に出ると、急に声が高くなるワケ／198
SEX中、日本女性は「ア～ン」で、欧米人は「オ～」なのは?／199
人は話の内容より「声」によって説得される！／200

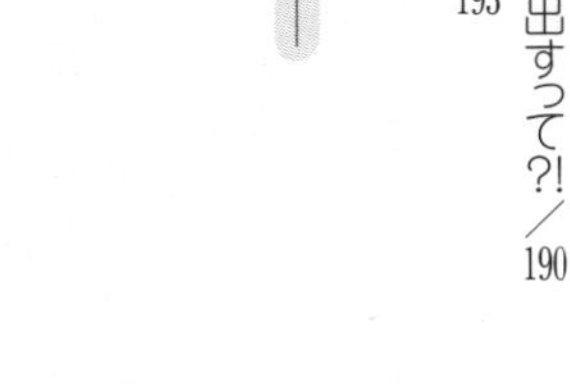

なぜヤンキーは、あの独特なしゃべり方をするのか？／202
ミッキーマウスの声が〝裏声〟である、意外な理由って？／203
「ツルの一声」というけれど、どうして「ツル」なの？／204

日本語を「音」と「声」からひもとく 205
人類は、どうやって〝おしゃべり〟になれた？／205
早口言葉が言いにくい、これだけの理由／207
早口な人の話が、ゆっくり聴ける装置がある！／209
「あいうえお」はなぜ、この順番になった？／210
「カネオクレタノム」は、7通りに解釈できる！／212
母音の「イ」は「小さい」、「ア」は「大きい」という意味がある?!／214

文化が変える、わたしたちの「耳」と「脳」 215
国によって、くしゃみの表現はさまざま！／215
日本人の声は「かたく」「きつく」「高く」聞こえるって？／217
なぜ日本人には、犬の鳴き声が「ワンワン」と聞こえる？／218
日本人が、英語の発音を苦手とするもっともなワケ／220
英語マスターへの近道は、発音よりリズムにあり！／222

◆未来に残したい〝音の景色〟 129

1

人間の耳は、どこまで騒音に耐えられるか？

意外と知らない「耳の仕組み」と「聞こえ方」——

お風呂での鼻歌が、いつもより上手に聞こえるのは？

お風呂で歌を歌うと、声がよく響き、上手に聞こえると感じる人は多い。だが、なぜ、お風呂では音が響いて聞こえるのだろうか。

それは、音エネルギーがある物体にぶつかったとき、はね返るからだ。このはね返る状態を「反射」という。音が先に広がっていこうとするのに、壁があると、音は壁にぶつかり戻ってきてしまう。このはね返った音が「反射音」である。

さらに、はね返ってくるまでの距離が長い場合、直接伝わる音と反射音に時間差があると、「エコー」が生まれる。カラオケでもエコーを効かせると上手に聞こえるが、お風呂でもこれと同じことが起きているのである。

浴室で音がよく響くのは、壁や床が反射しやすい物体でできているからともいえる。反射する音の量は、物体によって違う。浴室で使われている素材には、磁器タイル、ガラス、コンクリート、硬質プラスチックなど、硬い物質が多い。硬い物質は反射しやすいから、ますますエコーがかかりやすくなる。

これに対して、ふつうの部屋の壁は、木材、壁紙など、音を吸収しやすい柔らかい材質のため、反響が少ない。音のレベルや伝播《でんぱ》に違いはないのだが、壁に吸収されない分、浴室のほうがはるかに上手に聞こえるというわけだ。

もうひとつ浴室が反響に適している理由として、狭くて真四角な空間だということがあげられる。こうした空間では、反射が何回も繰《く》り返される。反射した音は次次と耳に届くのだが、徐々に弱まり消えてゆく。

しかし新しい音も入ってくるので、新しい音と消えそうな音が響き合い、上手に聞こえるというわけである。

浴室のように閉め切った狭い空間は、このような現象を起こすのに、まさにうってつけの場所。お風呂で鼻歌を歌っていい気分になるのは〝癒《い》やし〟としては申し分ない。しかし、だからといって、「自分は歌がうまいのだ」と過信しないほうがよろしいようで。

録音した自分の声がヘンな声に聞こえるのは、なぜ?

レコーダーに録音された自分の声を聞いて、「えー、自分の声はこんなヘンな声なの?」と思ったことのある人は多いはず。しかし、これはレコーダーが故障しているわけでも、あなたの耳が異常なわけでもない。周りの人には、あなたの声は、録音されたとおりの声が聞こえているのだ。

では、なぜ、録音した自分の声は〝変な声〟に聞こえるのか？　それは、ふだん聞いている自分の声は「気導音《きどうおん》と骨導音《こつどうおん》が混じった声」であるのに対して、録音した声は「骨導音が混ざらない気導音だけ」だからである。

「気導音」と「骨導音」、聞き慣れない言葉だろうが、私たちが耳にする音は、このふたつの音が混ざりあってできている。

自分の声を聞くときは、外耳《がいじ》から中耳《ちゅうじ》、そして内耳《ないじ》というふつうのルート（気導という）からの音だけではなく、声帯の振動が直接、頭蓋《ずがい》骨《こつ》に伝わり、それが内耳から聴覚神経に届くというルート（骨導という）の音も聞いている。

「気導音」と「骨導音」の伝わり方

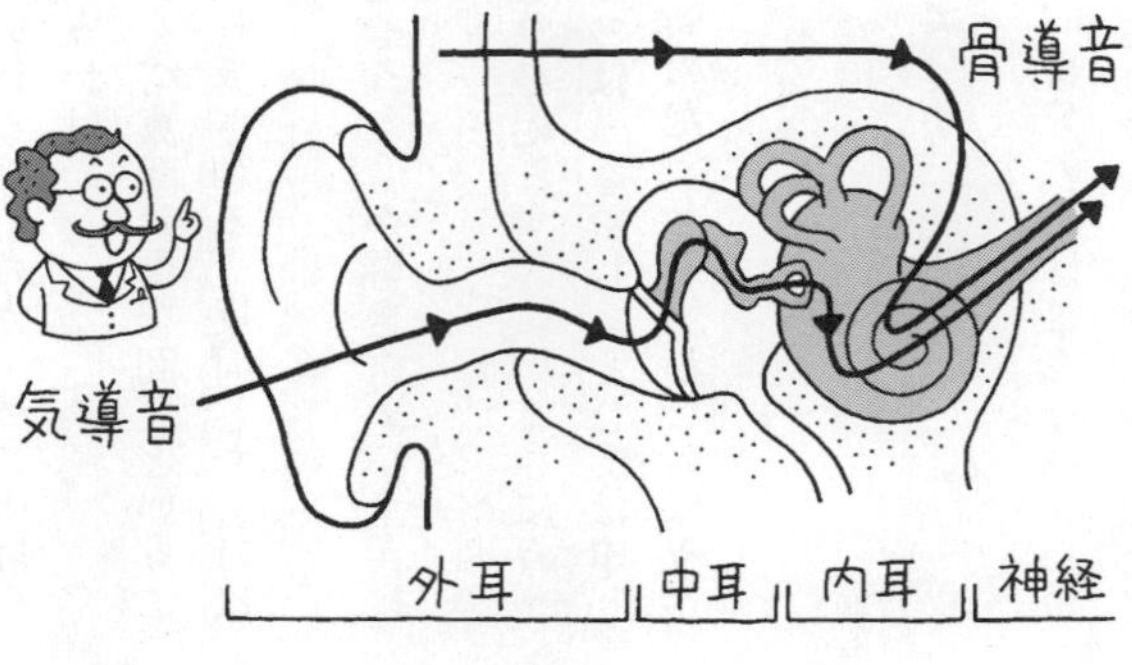

前者が「気導音」、後者が「骨導音」というわけだ。

気導音は空気中を伝わるため騒音に弱く、骨導音は空気中を伝播しないので騒音の影響を受けにくいという特徴がある。そのため、骨導音は補聴器や携帯電話など、「相手の声を聞きやすくする装置」に利用されている。

また骨は、低周波音を強く伝播しやすいという性質がある。いつも聞いている自分の声は、そうした骨導音が混じっているために、本来の声よりも低音が強調されて、こもった感じの声、シブめの声として認識されやすい。

これに対して気導音は高い周波数を伝えやすいので、外に発している声は高めになる。録音された自分の声が甲高《かんだか》く聞こえるのは、そのためだ。

「音が聞こえる」って、そもそもどういうこと？

聴覚に異常がない人は、ふだん当たり前のように音を聞いている。しかし、「音が聞こえる」とは、そもそもどういうことかと尋《たず》ねられれば、答えに窮《きゅう》する人も多いのではないか。

「鼓膜《こまく》が振動して、それが脳に伝わって……」でも間違いではないが、ここではもう少し詳《くわ》しく「音が聞こえる」までのメカニズムについて紹介しておこう。

音というのは空気の振動のことである。この空気の振動は、物理的な現象として振動数ヘルツ(Hz)という周波数の単位で表すことができる。ふつう、人間は年齢が上がるにしたがい、高い周波数を聞く能力が衰《おとろ》えていくといわれている。ヘルツとともに計測可能なものに、音圧レベルを表現するデシベル(dB)という単位がある。音圧レベルが高い音を聞き続けていると、難聴《なんちょう》などの聴覚障害を起こす原因になることもあるという。

このように、周波数、音圧レベルという物理現象として音を知覚することが、「音が聞こえる」ための第一段階になる。

次に、「音が聞こえる」ためには、この空気の振動が耳に届き、鼓膜を振動させなければならない。鼓膜の振動は、耳のもつ複雑で特殊、なおかつじつに巧妙な構造によって「神経信号」に変換される。ここではじめて、物理的な音は、脳で処理されるための神経信号というフォーマットに変換されるわけだ。

この一連の作業を、耳という小さな器官が請け負《お》っている。音を知覚するための第2段階、生理的レベルでの耳の役割は、きわめて重要であることがおわかりになるはずである。

さて、こうして耳で処理された神経信号を、今度は脳が音として認識しなければならない。これが第3段階（最終段階）で、ここでは複雑で高度な情報処理が行なわれるのだが、じつはどのような内容で作業されるかは、現在でも解明されていないことが多い。

それほどまでに複雑なことが脳の中で行なわれているのだが、この段階にいたって、はじめて空気の振動にすぎなかった音が、音として意味のあるものとして認識されるようになる。

物理的な現象として認識し、生理的レベルで処理し、心理的なレベルで知覚することで、私たちははじめて、音を音として感じ取る。ふだん何げなく聞いている音も、こうした複雑なプロセスを通過して、やっと音として認識されているわけだ。

あらためて人体のメカニズムの精緻《せいち》さに感心させられる。

「犬笛」の音が人間には聞こえず、犬には聞こえる理由

人間には聞こえないが、犬には聞こえる音がある。人間の耳は、個人差や年齢差もあるが、20～2万ヘルツくらいの音までしか聞き取ることができない。いっぽう、

犬は65～5万ヘルツの周波数の音をとらえることができる。

この聴覚の差を利用したのが、「犬笛」だ。犬笛は人間には聞こえない高い周波数の音を発する笛で、最大で数キロ先まで届くものもある。

そのため、周りの人間に気づかれることなく犬を〝遠隔操作〟できる。ミステリーの世界では、この犬笛を利用して、誘拐《ゆうかい》された少女が犯人に気づかれることなく犬に自分の居場所を知らせるなどのトリックが使われている。

人間と犬の聞こえる周波数が異なるように、動物によってさまざまに可聴域《かちょういき》の周波数が変わってくる。なかでも、2万ヘルツ以上の「超音波」と呼ばれる周波数を聞くことができるイルカやコウモリは、超音波を発することで、反射音を利用して物の形や距離を測ったりする、エコロケーション（反響定位）を行なっている。

コウモリが洞窟《どうくつ》の中をぶつからずに飛べるのも、こうした能力のおかげだ。さらに驚くべきことは、コウモリは口から超音波を発し、その反射音によってエサを感知して、捕獲のために利用するという。

このように、動物が人間よりも高い周波数を聞き取れるのは、外敵から身を守るために、わずかな音でさえも感知する必要があるためだといわれている。人間も原始の時代に遡《さかのぼ》れば、現代よりももっと高い周波数を感知していたのかもしれない。

しかし、今では動物たちに比べると、はるかに狭い周波数の音しか聞き取れなくなってしまったようだ。人間の耳に音として聞こえる周波数を超えると、人間には音として聞こえなくなり超音波になってしまう。

しかし、犬笛の例でもわかるように、人間にとって聞こえない超音波であっても、犬にとっては音波としてふつうに聞こえる音は存在するのである。犬には、この世界の音はどのように聞こえているのか、ちょっと興味深いところだ。

「耳鳴り」の音は、〝気のせい〟だけではない?!

周囲の音とは関係なく、頭の中でキーンというような音が聞こえる耳鳴り。本人にしか聞こえないものと思いきや、耳鳴りは本人だけが自覚する「自覚的耳鳴り」だけでなく、じつは、実際に身体から出ていて、本人以外にも聞こえる「他覚的耳鳴り」というのがあるのだ。

他覚的な耳鳴りというのは、聴覚の異常ではなく、顎《がく》関節症や血管異常など耳の周囲の異常によるもの。聴診器を当人の耳のそばに当てれば、耳の周りの関節の音や、血管の血流の音など、「ザーザー」「ドクドク」といった音をほかの人も聞くことができる。

ただ、やはり耳鳴りといえば、実際にはない音を耳で、あるいは頭の中で音と感じる症状が一般的だろう。こうした耳鳴りを訴《うった》える大半の人が、難聴を伴《ともな》っていることが知られている。

つまり、耳の中にある蝸牛《かぎゅう》といううずまき形の器官からはじまる聴覚器のどこかに障害が起こったことによって、耳鳴りが起こると考えられている。そのことが難聴の原因にもなっており、耳鳴りのほとんどが内耳障害からくる「蝸牛性耳鳴り」だとされている。

蝸牛というのは、鼓膜から伝わってきた音を感じる役割を担《にな》っていて、内耳に到達した音の振動を電気信号に変換する、精密な感覚器官だ。

蝸牛の中には、低音から高音まで、個々の音に反応する「外有毛細胞《がいゆうもう》」という感覚細胞がおよ

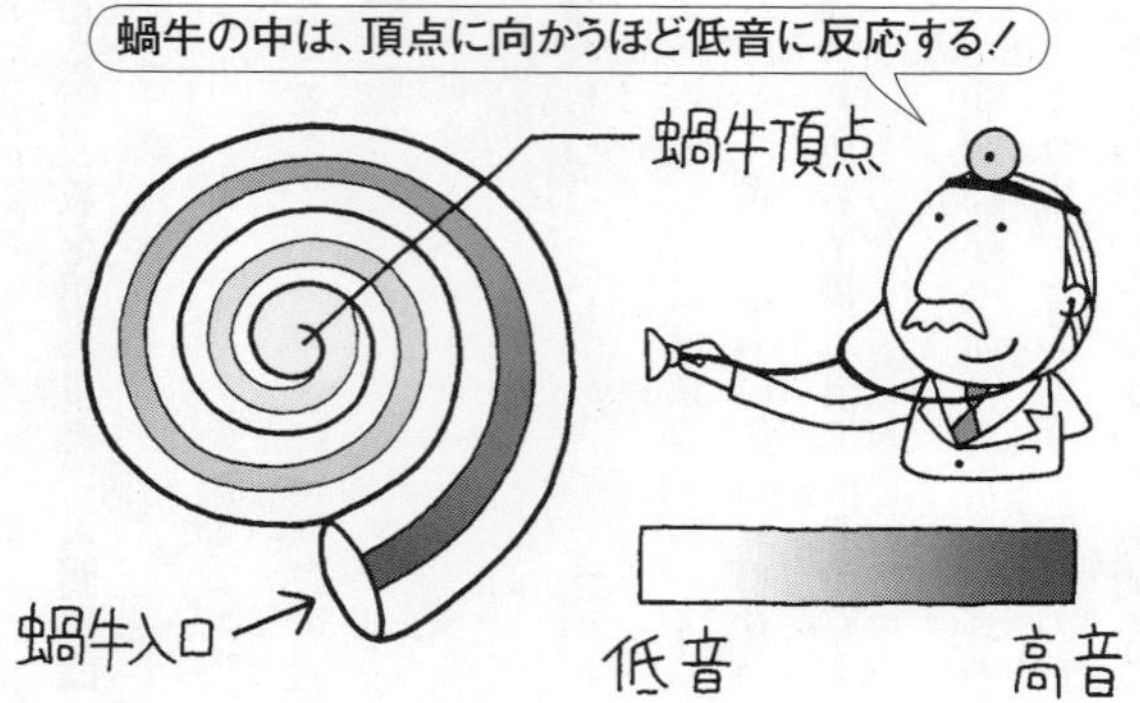

そ1万個も順序よく並んでいる。この外有毛細胞は、かすかな音を拾って1000倍もの音に変換する能力をもっており、これが音の伝わり方を調節しているのだ。

ところが、この細胞が障害を受けるとどうなるか？　低音を感受する外有毛細胞が障害を受け、その音が聞こえにくくなると、音を感じ取るまでその部位から過《か》剰《じょう》な信号が持続的に脳に送られる。それが低音の耳鳴りとして自覚される場合もある。同様に、高音域の外有毛細胞に起こった障害では高音性の耳鳴りが起きる。

さて、この蝸牛だが、わずかではあるが音を発することが確認されている。じつは、外有毛細胞がわずかな音を拾って1000倍に変換するさい、ブルブル振動するのだが、この振動が発信源となり、集音マイクを近づけると、かすかに音を発していることが確認できるという。

つまり、耳みずからが音を発することもあるわけで、耳鳴りはあながち気のせいだけとは言い切れないのである。

ヒトの脳は〝存在しない音〟も聞いてしまう！

私たちがふだん生活しているとき、聞こえてくる音や声について、一つひとつその細かい特徴を聞き分けているわけではない。自分を取り囲む状況や会話の流れの中で、こういうふうに聞こえるはずだと、勝手に頭で決めつけてしまっていることが多いのである。

たとえば、誰もいないのに、近くに人がいると思い込んでしまうと、風の音がひそひそ話に聞こえたり、ドアの開閉の音で挨拶《あいさつ》してしまったりする。

このように、思い込みや予断によって、音は人それぞれの中で、いろんなふうに聞こえてくるのである。

また、会話の中で相手の音声を聞く場合でも、相手との別れ際に「よろ」という2文字が聞こえたとしよう。

すると、人間の脳は、通常この言葉に続くはずの「しくお願いいたします」の「し」を予測してしまう。こうした処理がなされるために、相手が続けて「し」の音を出さなかった場合にも、「し」に聞こえてしまうのである。つまり、脳は、ときに〝存在しない音〟も思い込みで聞いてしまうのだ。

自分が聞いていないのに聞こえたように感じ取ってしまうこのような働きは、大脳の聞き取りシステムの過程で、トップから下に向かって指令されたものとして起こるため、「トップダウン処理」と呼ばれている。

こんな実験結果がある。録音された音声波形から、ある音に当たる部分を削除して、そこに雑音を入れる。そして、被験者にその音を聞かせると、削除されて存在しないはずの音を被験者は〝聞いている〟ことがわかった。これは、耳からは入っていない、表面的には存在しない音を、脳の聞き取りシステムが勝手につくり出してしまったということにほかならない。

このような現象は専門家の間では広く知られており、「音の修復」と呼ばれている。「音の修復」を行なうトップダウン処理は、ふだんは相手の言い間違いを大目にみるなど、コンピューターには真似のできない、いかにも人間らしい能力といえるが、ときには「言った・言わない」の問題を引き起こすこともある。

「○○という状況なら、当然、彼は××というはず」――人はつい、そんな思い込みをしがちだが、これは脳の早とちりというものかもしれない。

耳の構造と驚異の能力

「耳たぶ」には、どんな役目がある？

のちに、くわしく紹介するが（35頁参照）、じつは人間の耳（耳介《じかい》）は、音を集めるためのパラボラアンテナのような役目を果たしている。では、その耳の下についている「耳たぶ」にはどんな役目があるかご存じだろうか？　熱いものに触ったときの冷却装置？　それとも人間の〝裕福度〟を判断するための手がかり？　あるいはピアスの穴をあけるための器官？　というのはまあ冗談だとしても、マジメな役割はあまりなさそうにみえる。

実際、耳たぶは外耳が発達するにつれて、重力で下に広がっただけのものという説もあるし、人間の身体にとっては、あってもなくてもどちらでもかまわないという説もある。しかし、耳たぶは、やはり音を集めるときの器官として立派な役目を果たしているのだ。

控《ひか》えめで地味ではあるが、耳たぶの働きは次のようなものである。人間の耳は、音を拾いやすいような形にできている。目を閉じていても、どの方向から音が到達したのかは、ある程度、判断ができる。そのような複雑な能力を発揮できるのは、耳が左右にあるというだけでなく、耳たぶがあるおかげでもあるのだ。

耳たぶの役割は、入ってきた音を反射させて、鼓膜へ入れることだ。音がどの方向から来たのかを判断するのは脳が処理するのだが、それは、時間差、反響音の音質や量を計算することではじめて可能になる。つまり、耳たぶでの反射がなかったら、脳はたしかな確認作業に入れないのだ。

耳たぶがこのような役割を果たせるのは、耳たぶの形によるところが大きい。不《ふ》慮《りょ》の事故で不幸にも耳たぶを失った人は、音源を特定するのが難しいという。人間は、自分の耳たぶを使って学習したことを脳が処理して、自分だけの音を聞いている。耳の下に垂れ下がっているだけのような耳たぶは、じつは、脳が音を処理するときに欠かせない調整役なのである。

人間の身体にとっては、それほど重要なものとは考えられていないところもある耳たぶ。しかし、立派に集音器としての役割を果たし、大切な任務をこなしている。イヤリングやピアスをつけるだけの場所でなく、耳という複雑な機能をもつ器官の中で、なくてはならない価値のある仕事をしているのだ。

人間の耳は、どこまで騒音に耐えられるか？

私たちは毎日、さまざまな音に囲まれて生活している。爽《さわ》やかな風の音や、小鳥の鳴き声のような心地よい音もあれば、自動車やバイクがまき散らす交通騒音、音の大洪水といってもいいくらいの繁華街の音なども聞いている。交通量の多い道路の騒音レベルは80ホン（phon）にも達するといわれている。これほど大量で大きな音を日常的に聞いていて、人間の耳は大丈夫なのだろうか。

人間の耳が騒音と感じはじめるのは40ホンくらいからで、60ホンくらいになるとイライラしてくる人が多いという。同じ大きさの音でも、不協和音に感じるような音は騒音だと感じるし、体調のよくないときは騒音に対して敏感になることもわかっている。

騒音によって直接影響を受けるのは耳だけではなく、大脳の聴覚域も影響を受ける。聴覚域で受けた騒音が大きいと、血管が収縮し、血圧が上がったり脈拍が速くなったりするし、あまりにも騒音が激しいと、そのために耳が聞こえなくなることもある。

これは「騒音性難聴」と呼ばれ、中耳性難聴と、内耳性難聴の2種類がある。中耳性難聴は、耳を叩《たた》かれたり、頭をひどく打ったりしたときに鼓膜が破れたり、

「騒音性難聴」の種類

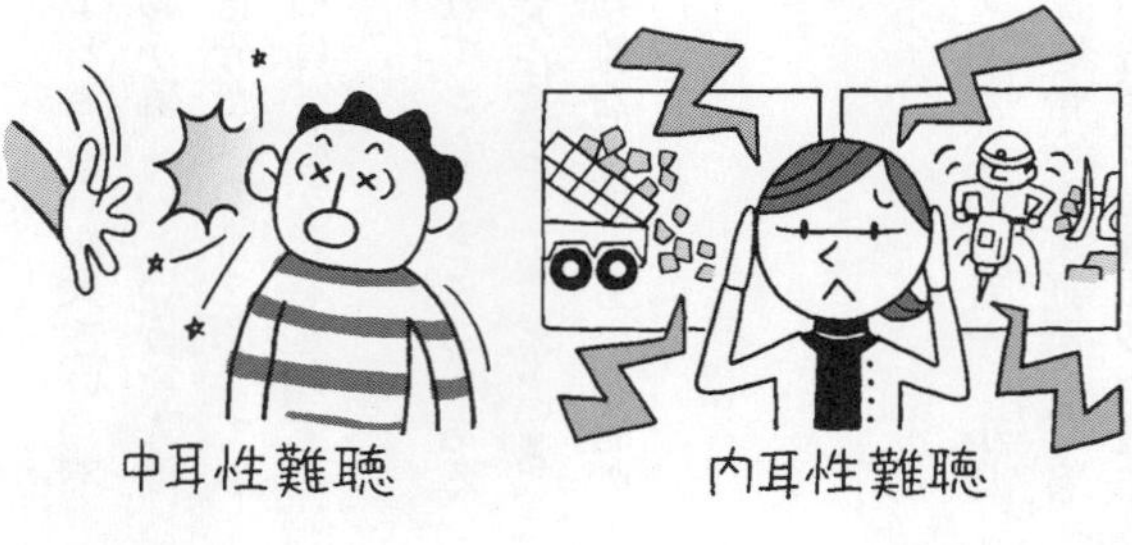

耳小骨《じしょうこつ》がはねとばされたりしたのが原因で起こる。内耳性難聴は神経性のもので、長時間騒音にさらされたり、短時間でも大きな音を聞いたりしたときに、内耳の感覚細胞や神経が損傷を受けて、耳鳴りや聴力障害が起こるという。

しかし、耳には音量を調整する機能も備《そな》わっており、強い音を聞いたときは、音を小さくして感じるように調節することができる。耳は音を吸収すると、即座に音量を調整するというしたたかな一面ももっているのである。

このように、騒音は少しくらいなら慣れるもの。ただし、ケタ外れの音を受ければ、限界があることもたしかなので、その点は注意が必要である。

好きな音楽なら、大音量で聴いても難聴になりにくい?!

ロックが大好きで、ライブによく行く人も多いはず。しかし、ちょっと注意していただきたい。ロック好きのなかには、いわゆる「ロック難聴」や「ディスコ難聴」といわれる「急性音響性難聴」になる人がいるのだ。

症状は、耳鳴りや耳が詰まったような感じがするというもので、ライブハウスなどで、スピーカーの前で激しく頭を揺らしながら聞いたりするとなりやすいという。

たしかに、コンサートやディスコで、長い時間、スピーカーの前で大音量の音楽を聴き続ければ、耳によくないのは道理だろう。

しかし、大音量の音楽が自分の好きな音楽という場合、話はそれほど単純ではない。同じ大音量でも、耳障《ざわ》りな騒音と自分の好きな音楽を聴くのでは〝被害〟の大きさが違ってくる。耳がどういう打撃を受けるかは、自分にとってその音がどのようにかかわってくるのか、あるいはどのように受け止めるか、という精神的なものによってかなり左右されるのだ。

要するに、ロックが大好きで、よくライブに行くからといって、すぐに難聴になるとはかぎらないということ。大きな音を聞くというハイリスクを背負ってはいるけれど、楽しんで聞いているということで、難聴へのリスクが減るのである。

これまで説明してきたように、人間の耳には、さまざまな音の中から聞きたい音だけを抽出して聞くという能力がある。必要な音以外の音は聞いていない。そのため、たとえ大音量の音でも、好きで、必要で、楽しんでいるのであれば難聴になりにくいのだ。

だが、好きな音楽なら難聴になりにくいとはいえ、大きな音に何時間もさらされるのだから、危険と隣り合わせであることは否定できない。急性音響性難聴を避けるためには、スピーカーの前には立たないようにしたほうがいいし、さらに、携帯型音楽プレーヤーで大音量の音楽を聴くのも避けたほうがいい。

「音の聞こえる方向がわかる」って、こんなにスゴイこと！

町を歩いていて、後ろから「やあ、○○君じゃないか」と声をかけられれば、ほとんどの人が振り返るはず。信号待ちをしている交差点で、右から救急車のサイレンが聞こえてくれば、やはりほとんどの人は右側を見るはずである。

では、なぜ、私たちは、音がどの方向から聞こえてきたのかわかるのか？

「そんなの当たり前だ」などと思わず、ちょっと考えてみてほしい。

わかりましたか？　答えは、私たちが音を左右の耳で聞いているから。左右の耳が感知する音の、音量と時間のわずかな差を認識することによって方向を判断しているのである。

ひとつの場所から発せられた音は、右の耳と左の耳から聞こえる。このとき、左右の耳の位置は、音源からの距離はわずかではあるが違っている。つまり、鼓膜に音波が到達するまでの時間も、ほんの少しではあるが、ずれるということだ。

すなわち、右の耳から聞こえる音と左の耳から聞こえる音は、微妙にずれて聞こえる。この時間差を瞬時に察知することで、私たちは音の方向を認識しているのである。

音を聞いたときに、左右の耳に到達した信号から聞こえる方向や距離を知る――これを「音像定位能《おんぞうていいのう》」と呼ぶ。

音の方向の認知には、耳だけではなく、耳たぶや頭の形なども関係している。というのは、真上や真下、真正面、真後ろなど、さまざまな方向から来る音を区別するのに、左右の耳と音源からの距離だけでは誤差が生じることがある。

そういうときに、耳たぶや頭の形といった自分の頭の伝達特性を脳が記憶し、この伝達特性を経験的に利用、音源の方向や距離を認知していると考えられているのだ。これを「頭部伝達関数」と呼んでいる。頭部伝達関数は、方向ごとに特性が違い、頭の形状や大きさも個人差があるので、人ごとに違ってくる。

また、音源がどの位置にあるかによっても、分解能力に差がある。人間の耳は左右水平についているため、水平方向からやってくる音のほうが、垂直方向からやってくる音より分解能力が高い。上下に音源が移る音よりも、左右に移動する音のほうがより正確に音を把握《はあく》できるのである。

正面からの音、斜めからの音、横からの音、後ろからの音など、さまざまな方向から降り注ぐ音を、瞬時に判断する人間の耳。簡単に見えて、じつは複雑な要素が絡み合って機能しているのだ。

雑踏の中でも、なぜ恋人の声は聞き分けられる？

たとえば渋谷のハチ公前で恋人と待ち合わせたとする。さまざまな騒音が混じり合う都会の喧騒《けんそう》の中だ。

しかし、そんな中でも、遅れてやってきた恋人が10メートル（m）ほど先からあなたの名前を呼べば、あなたは間違いなく恋人の声の方向を振り返るはずだ。恋人の声が、周囲の声や雑音よりも小さくても、明瞭《めいりょう》に聞こえるのはどうしてなのか？

それは〝愛の力〟のなせるわざなのだろうか？

こうした現象は、心理学で「カクテルパーティー効果」と呼ばれている。カクテルパーティーのようなざわついた空間でも、人は恋人や家族など親しい人の声を聞き分けることができることから名づけられた。

カクテルパーティーでは、ざわざわしている中でも、話をしている相手に集中すればふつうに会話をすることができる。さらに、注意して耳を澄《す》ませば、離れているところで交《か》わされている第三者の会話も聞くことができる。

しかし、注意をそらすと、ほかの人の声と混ざり、ざわめきの中に埋没《まいぼつ》し、聞き取れなくなってしまう。

ざわついたカクテルパーティーをレコーダーで録音してみると、雑音ばかりで、誰がどのような話をしているのか判別するのは不可能に近い。

実際のパーティーでも、私たちの耳は、さまざまな音を空気の振動として、分け隔《へだ》てなく受け取っているはずなのである。しかし、このような状況の中でも、自分の聞きたい音だけを選別して聞くことができるのは、どうしてなのか？

それは、脳が耳からの情報を処理するときに、特定の音源の音を選別するからだ。私たちは、心理的レベルの認識による処理によって、聞きたい音だけを選ぶことが可能なのである。

さらに、近年の研究では、視覚もカクテルパーティー効果に一役買っていることがわかってきた。

たとえば、10メートル先の距離にいて、声を聞くことができない相手がいるとする。その場合、その人の口元の動きを見て話の内容を類推《るいすい》したり、あるいは10メートルという距離を知覚することで、そこから聞こえるであろう音だけを抽出《ちゅうしゅつ》しようとするなど、脳はきわめて高度な情報処理をしているということもわかっている。

いずれにせよ、雑踏の中でも恋人の声が選別できるということは、心理的レベルでの認識が、いかに大きいかを表す証拠といえる。恋人の声を聞き分けられるのは、聞きたい音や必要な音だけを選択できる、聴覚系の情報処理能力のおかげだ。

その意味で、カクテルパーティー効果とは、やはり〝愛の力〟のせい、といっても間違いではなさそうである。

耳の後ろに手をあてがうと、どれくらいよく聴こえる?

人ごみの中や、ちょっと離れたところにいる人と会話をしていて、聞き取れなかったときに、耳の後ろに手をあてがうことがある。

あのポーズは、相手に対して、聞こえないということを知らせるための仕草《しぐさ》というだけでなく、実際にそうするとよく聞こえるのはご存じのとおりだ。

私たちが耳と呼んでいる、顔から飛び出した部分は、正式には「耳介」と呼ばれている。耳の穴の部分が「外耳道」である。耳介はお椀《わん》のような形をして、顔から突き出ているために、広範囲にわたって音を外耳道に集めることができる。

つまり、耳介の役割とは、さまざまな方向からやってくる電波をキャッチする、パラボラアンテナと同じなのだ。

パラボラアンテナは、巨大なものほど、宇宙など遠くからやってくる微細な電波をキャッチすることができる。耳も同じで、耳介の大きな人ほど、小さな音でもよく聞こえるのだ。

というわけで、手のひらを耳の後ろに当てるのは、その耳介を大きくする仕草にほかならないことがおわかりのはず。集音器を大きくしているのだから、ふだんでは拾うことができない音も集められるようになるのだ。

いったい、どれくらいよく聞こえるようになるかというと、片方の耳に手を当てたときは、手を当ててい

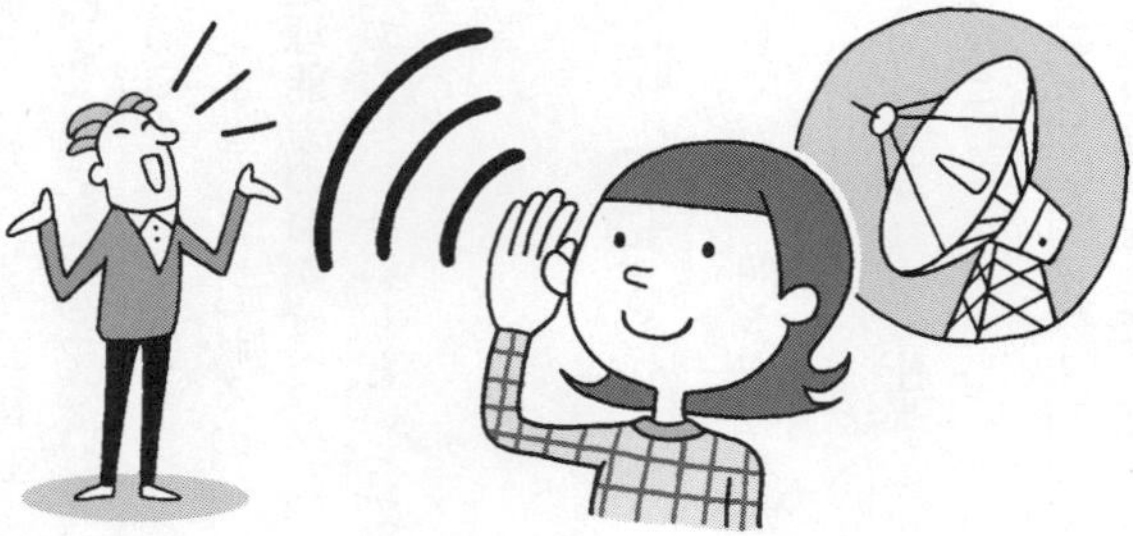

ないときに比べると、約12デシベルほど音が大きく聞こえるという。

12デシベル大きくなるとは、10メートル離れて話している人の声が、2メートル50センチに縮まったのと同じくらい大きく聞こえるということ。

さらに、両耳の後ろに手を当てると、片方の耳だけのときより、さらに3デシベル増の効果が得られるというから、その効果は絶大である。

会話をしていて聞き取りにくいとき、ややオーバーアクションかもしれないが、耳に手をあてがうことは、効果のあることなのだ。

耳もとでささやかれると気持ちイイ理由

耳もとでささやかれるとゾクゾクするほど気持ちいい、という人はけっこう多いはず。これは別に、ベッドで愛する人にささやかれるときだけではない。恋人でも何でもない相手でも、耳もとでそっと話しかけられると、つい気持ちよくなってしまうものなのだ。

いったい、どうして耳もとでささやかれると気持ちよくなるのだろうか。

それには、さまざまな要素が絡んでくるのだが、ひとつには、人間の耳が音質に敏感だということが大きくかかわっている。

いつも聞いている同じ人の声でも、心地よく聞こえるときと、少し聞き苦しいと感じるときがあったりする。これは、無意識のうちに、声の質に敏感に反応しているから。その意味で、ささやき声のような、やさしく、ゆっくり聞こえる声は、人間の耳にとって、気持ちよく響く最適の声といえるのである。

さらに、耳そのものが刺激に対して敏感なことも、理由のひとつである。耳の穴である外耳道は、骨壁が皮膚の下にあり、皮下組織がほとんどないため、刺激がストレートにつたわりやすい。

しかも、外耳道には、耳介側頭神経《じかいそくとうしんけい》と迷走《めいそう》神経の枝が広がっている。いわゆる性感帯といってよく、ゆえに、耳もとでささやかれると、このふたつの神経が刺激され、ゾクゾクと気持ちよくなるのである。

ただし、ここで注意したいのは、いかに耳が敏感であっても、ささやかれる声の内容が悪口だったり、ネガティブなものだったりしたら、ちっとも気持ちよくはならないという点。嫌いな相手の場合は、敏感な分、嫌悪感が大きくなったりもする。

耳の神経は刺激に対して敏感とはいえ、やはり何といっても、恋人にセクシーな甘い声でささやかれた場合が、いちばん敏感に反応する。何度もいうように、聴覚においては、心理的レベルでの認識の影響が大きい。恋人の甘い声という情報が脳で処理されてこそ、気分は最高潮に盛り上がるのだ。

私たちの耳は、そんな素晴らしい器官なのである。恋人たちには、ぜひとも有効に使ってもらいたいものだ。

人の耳が区別する「快音」と「不快音」

「波音が心地いい」ワケは〝数字〟にあり！

精神的に疲れを感じているときやストレスが溜《た》まっているときに対応したもの、または寝つきが悪い、目覚めがスッキリしないといった悩み対策など、ヒーリング・ミュージックを集めたCDはいろいろとある。

それらによく使われているのが波の音だ。寄せては返す波の音を聴いていると、気持ちがなごみ、身体の力がふっと抜けるのを感じる人も多いはずだ。

波の音を聴いているだけで落ち着くのは、胎児《たいじ》のころ、母親の胎内で羊水《ようすい》に浮かんでいたのを思い起こされるから、とよくいわれるが、こうした癒やしのメカニズムの背景には、じつは人体と波にかかわる数字のミステリーが隠されているのだ。

というのは、人体の生命リズムと波の音のリズムが、ある数字でつながり、興味深い同調性があるからである。

海がおだやかな日、打ち寄せる波の回数は、1分間に18回。そして、リラックスしているときの人間の呼吸の平均的な回数も、1分間に18回！　偶然なのか、それとも必然なのか、おだやかな波の音のリズムは、リラックスした身体のリズムとちょうど同じ。波の音を聴いていると、それに合わせて身体の緊張がほぐれてくるのは、波の音のリズムのせいなのだ。

しかも、この18という数字、じつはこれだけではない。人体とのかかわりは、もっと奥が深く、神秘的な関連を感じさせるほどだ。

まず18を2倍にしてみると、36。これは人間の体温だ。そして、36を2倍にすると72となり、1分間にうつ平均的な脈拍数と同じになる。さらに、72の2倍は144で、これは人間の最高血圧値とほぼ同じになるのである。

そのため、寄せては返す波の音を聴いていると、自律神経に作用し、脈拍や血圧を安定させる効果も期待できるという。

ヒーリング・ミュージックのCDにしばしば波の音が使われているのは、以上のような数字の理由があるから。これなら、たしかに癒やし効果があるのも納得である。「音でなんか癒やされない」と思っている人も、ぜひ一度お試しを。

蚊の羽音は、なぜあんなに不快なのか？

寝ているときに襲《おそ》ってくる、あのプーンという蚊の羽音。ふとんをかぶったりして一時的に防いでも、また耳元に聞こえてくるなんとも不快な羽音だ。

嫌いな音としてあげられることも多いこの音だが、どうしてこれほど耳障りに感じられるのだろうか。

まずは、「蚊に刺されるとかゆくなる」という意識である。これがイライラさせる大きな理由のひとつと考えられる。

蚊に刺されると2〜3日はかゆい。掻《か》きすぎて傷になれば、さらに治りが悪くなる。そんなことを考えると、その元凶である蚊が近づいてくる羽音を聞いたら、「刺される→かゆい→不快」と身体が反応してしまうのである。

とはいえ、もしも蚊に刺されてもかゆくならなかったら、蚊の音が不快でなくなるか、といわれれば、やはり答えはノーだろう。

就寝中の静かな部屋で、耳元であの音をしつこく聞かされては、やはりかなわない。あんな小さな虫なら、羽音も小さいはずなのだが、耳元まで近づいてくるから音圧が高い。彼らは羽音を聞かせるためにわざと耳元を狙ってきているかのよう。まるで嫌がらせのように、蚊は何度も何度もしつこくやってくる。しかも耳元で、というのだから嫌われるのが当然だろう。

そのうえ、蚊の羽音は単音に近いため、人間の耳に聞こえやすいというのだから、なおさらタチが悪い。あの単調な音が遠ざかったり近づいたりしながらも、ずっと鳴り続けていると、本当は忘れて寝たいのに、悲しいかな、どうしても気になってその音を聞き分けようとしてしまう自分に気づく。かくしてますます眠れなくなるのである。

では、あの不快な音を撃退するにはどうしたらいいのか。

対策のひとつとして、音で対抗する方法がある。そ

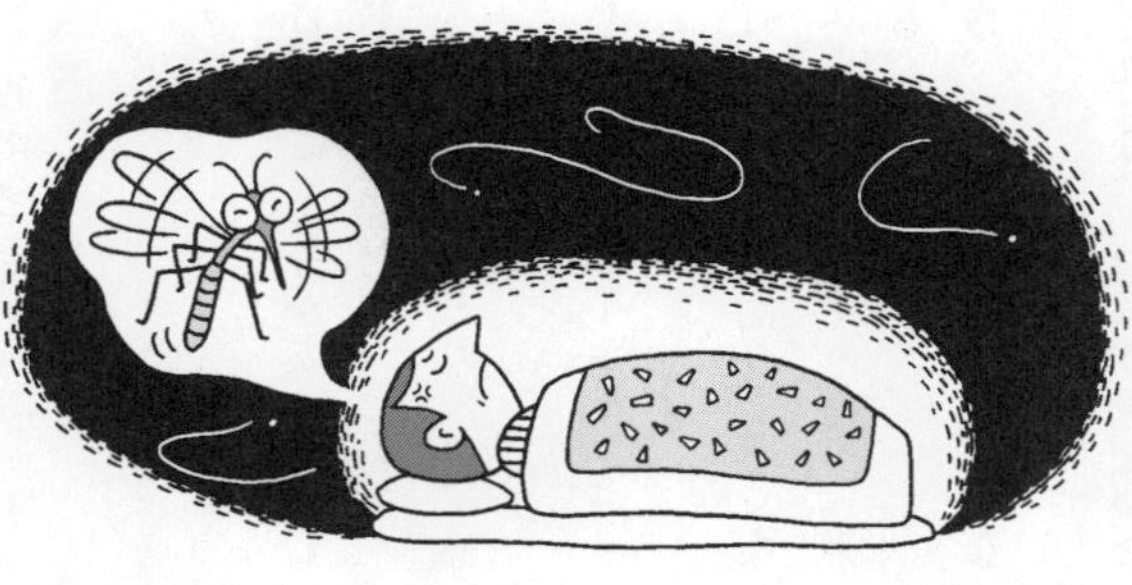

れは「モスキートリペラー」という商品だ。殺虫効果はないが、蚊が嫌う周波数の音波を出し、蚊を寄せつけないようにするというアイテムだ。

ちなみに、蚊は血を主食としていると思われがちだが、彼らの主食は草の汁や花の蜜《みつ》。しかも血を吸うのはメスだけで、オスは吸わない。メスは卵巣を発達させて、卵を産むために吸血しているのだ。

その産み落とされた卵は、約2週間で成虫となる。私たちを悩ませる〝吸血鬼〟兼〝騒音虫〟は、かくしてどんどん増殖していくのである。

CDよりLPのほうが〝あたたかい音〟に聞こえる謎

今どきの若者にとって音楽といえば、ケータイでダウンロードして持ち歩き、聞かなくなったらピッと消去する類《たぐい》のもの。

音楽媒体は、今やすっかりデジタルの世界になってしまった。十代でなくても、この項目の表題を見て、「LPって何?」という人も、案外多いかもしれない。

しかし、レコードの音を知っている世代にとって、CDをはじめとするデジタルサウンドは、「何か物足りない」と感じる人が多い。

表題のように「LPのほうがあたたかい音がした」という人もいるし、なかには「CDはスカスカだから嫌い」と表現する人もいる。そんなふうに感じさせてしまうCDとLPレコードの違いは、いったい何だろうか？

最大の違いは、CDでは音がデジタル化されることである。デジタル方式で録音するには、本来「波」であり「振動」である音を、点の集まりであるデジタル信号に変換しなければならない。再生するときには、点になった情報を解読して再びアナログ信号に変換しなおす。

この録音時のデジタル化にさいして、CDは徹底した〝合理主義〟をとった。というのは、録音する音域を、人間の可聴音域である20〜2万ヘルツの間に限定してしまったのだ。

もちろん現実の音楽の演奏では、可聴音域以外の音もたくさん出ている。しかしCDでは、2万ヘルツ以上の超音波や20ヘルツ以下の超低周波音は、どうせ人間には聞こえないからとすっぱりカットしてしまった。そのために、なにか味気なく、物足りなく感じるのである。

また、本来はありえない不自然な音楽であるために、長く聴いていると疲れてしまうという人もいる。

いっぽう、ＬＰレコードのアナログ方式では、超音波領域まで含めて、演奏された音が丸ごと録音されている。

たとえ聴き取れないとしても、それらの超音波から私たちは何かを得ているに違いなく、それが「あたたかい音がする」という音色の違いとして感じられるのだろう。

そうした利用者の声を反映したのか、最近ではデジタル方式でも、２万ヘルツ以上の超音波領域を録音・再生できる技術も開発されている。音の範囲を広げることで、不自然さや物足りなさは、たしかに軽減されるだろう。

ただし、そうしたＣＤでも、基本的にはデジタル化に伴う変換や圧縮などの加工が施《ほどこ》されることには変わりがない。はたして「あたたかい音」になるのかどうかは疑問なのだが。

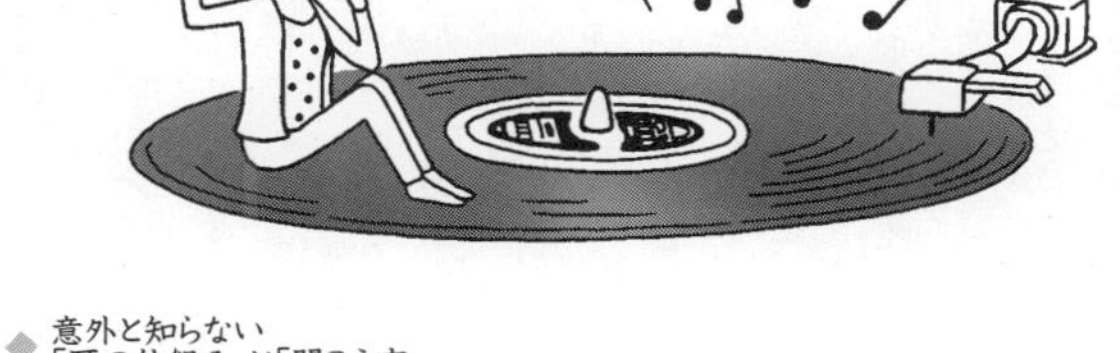
デジタル化
CD
20ヘルツ～2万ヘルツ
の音域に限定

黒板をひっかく音が不快なのは、サルから進化したから?!

人が不快と感じる音は身の周りにたくさんある。たとえば、マイクの「キーン」というハウリング音、なべ底をスプーンなどで引っかく音、発泡《はっぽう》スチロールをこすり合わせる音……。とくに黒板やガラスを引っかく音は、嫌いな音のワースト１にあげられることも多い。

あの「キィー」という音は、いたずらっ子が教室の黒板をわざと引っかいて悪ふざけをするなど、子どものころからおなじみの不快音である。

もちろん個人差はあるが、洋の東西、大人、子どもを問わず、ほとんどの人が不快と感じるという。こうして「キィー」という文字を目にしただけで、あの音を思い出して、身の毛がよだつような感覚を覚える人がいたとしても不思議ではない。

それにしても、なぜ人は、この引っかき音を不快と感じるのだろう。

一説では、黒板やガラスを引っかくような音は、発生周期や振動音が不規則に変化しており、この不規則性が人には不快と感じられるからだという。

「こする音」という意味では雑音より楽器の音に近いのだが、バイオリンなどの弦楽器の音は、振動が周期的なので快適音と感じる。ただ、そのバイオリンも、下手な人が演奏すると耳を塞《ふさ》ぎたくなるほど不快な音がする。

もうひとつ、こんな興味深い分析報告もある。この「キィー」という音の周波数が、なんとマカク属のサルが危険を伝えるときの叫び声と一致するというのだ。ニホンザルも分類上はこのマカク属であり、サルの「キィー」という声を動物園などで聞いたことのある人もいるだろう。

こちらの説によれば、人が黒板を引っかくときの音を不快に感じるのは、サルの危険伝達信号が、サルから進化した人間にも残っているからだという。

つまり、みずからの生存を守るための「危険→避ける→逃げなければならない」という危険に対する反応の名残《なごり》で、人間は、この引っかき音を不快情報としてインプットしているということなのだ。生命進化のロマンあふれる仮説である。

えっ! 現代の若者は「快音」を「騒音」と感じるって?!

仕事や人間関係などで精神的に疲れたときには、都会から逃《のが》れて自然が多い田舎に行きたくなる。その欲求の背景には、「1/fゆらぎ」が関係しているといわれている。

１／ｆゆらぎとは、聞き慣れない言葉かもしれないが、扇風機のモードで見たことがある人もいるはず。これは、規則正しさと不規則さがちょうどよいバランスで調和したパターンのこと。

そのパワースペクトルが周波数ｆに反比例することから、１／ｆゆらぎと呼ばれ、この適度なゆらぎが人に癒やしをあたえるといわれている。

１／ｆゆらぎの音は、低周波の音に多く、自然界にはたくさんある。たとえば、小川のせせらぎの音、雨音、鳥の鳴き声など。人工物ではあるが、風鈴の音もそうだといわれている。

音のほかにも、人間の心拍のリズム、蛍《ほたる》の光、ろうそくの炎のゆれ、そよぐ風、木漏《こも》れ日などもそうだし、木の年輪や木目《もくめ》も１／ｆゆらぎの分布をもっているため、見ているとやすらぐという。

ところが、最近の若者は、この快適なはずの１／ｆゆらぎを不快に感じることもあるという。

自然界の音を騒音と感じるようになった理由として、ひとつには、ヘッドホンで音楽を聴き、それも特定のジャンルの音楽を聴き続けている生活習慣があげられる。その習慣が原因で、人間にもともと備わっていた快音の感覚が変化しているというのだ。

音の好みは、生活環境などにも影響を受けるため、日本人には快音である音でも外国人には騒音と感じられることもある。

しかし、同じ日本人でも、ヘッドホンで、つねに自然界の音をシャットアウトしている若者にとっては、1／fゆらぎの音は違和感のある聞き慣れない音と認識され、快音どころか、むしろ騒音と感じるようになってしまう。

そうなると、疲れを癒やしてリフレッシュするために出かけたはずのキャンプでも、かえって落ち着かない。

せっかく大自然のなかにいるのに、大型のラジカセでガンガン音楽を鳴らしている若者。そうでもしないと、彼らは癒やされないのだろうか。だとすれば、怒りより同情を感じてしまうが……。

新幹線やクルマでは、どんな騒音対策がとられている?

交通機関の技術が発達してくると、それに伴って、さまざまな騒音問題が生まれてくる。電車の場合は車両や線路を、自動車では道路やタイヤを改良するなどして、騒音問題に取り組んできている。

新幹線のような高速で走行する電車で問題になるのは、風切り音だ。通常の電車の音といえば、線路と車輪が当たったときの「ガタンゴトン」という音。

ところが、新幹線クラスの速さになると、それよりも風を切ったときに出る「流体音」のほうが大きくなる。流体音とは、風が電線などに当たったときに出る「ヒュー」という音のこと。そのため新幹線では、車体に流体音を減らす工夫がなされている。

まず新幹線の先頭部を見ると、通常の電車の形とは異なり、カモノハシのくちばしのような流線形をしている。

これは空気をスムーズに流し、流体音のもとである渦《うず》を発生させないようにするための工夫だ。

また、車体はなめらかで、車両どうしの連結部もカバーを取りつけるなど、気流を乱さないための工夫がされている。パンタグラフは、フクロウが静かに飛ぶことから、その羽をヒントにつくられているものもある。

2005年に完成したJR東日本の新幹線954型電車では、パンタグラフに遮《しゃ》音《おん》材をつけ、車体には吸音材を用いるなど、騒音の発生を抑制。また、連結部は全周幌《ほろ》で覆《おお》うといった工夫もされている。

騒音が問題となっているもうひとつの交通機関といえば、やはりクルマだ。現代ではクルマなしの生活は、もはや考えられない。だからその分、騒音被害も身近に起きている。

クルマの騒音といえば、エンジン音やクラクションだけでなく、タイヤと路面の摩擦《まさつ》によって生じる「ロードノイズ」も無視できない。クルマが走行するときに、タイヤの凹凸《おうとつ》と地面の間に閉じ込められた空気が、放出されるときに音が発生する。これがロードノイズの原因だ。

タイヤに凹凸がなければ音はならないが、そうするとスリップの原因となるので、非常に危険である。そのためタイヤも改良され、サイレントを売りにしているタイヤもある。

路面はといえば、騒音を減らす舗装《ほそう》も採用されはじめている。表層部に小さな穴を無数にあけることで、タイヤの凹凸に入った空気を逃がすという仕組みだ。もともとは「排水性舗装」といい、雨をしみ込みやすくして、水たまりを防止するためにつくられたものだったが、意図《いと》していないところでも功《こう》を奏《そう》してくれた。そのため、「低騒音舗装」とも呼ばれている。

高速道路の運転が眠りを誘う、もっともなワケ

高速道路をドライブするときには、眠気覚ましのガムやドリンクは必需品。それほど、高速での長時間の走行は眠気を誘う。

高速道路は、急な坂道やカーブが少なく、歩行者や信号などもないため、どうしても単調な運転になりがち。ブレーキを踏むことも、ハンドルを大きく切ることもほとんどなく、同じスピード、同じ姿勢が続く。その退屈さ加減がどうにも眠くなる原因である。

それに加えて、高速道路には眠りを誘うリズムもある。アスファルトのつなぎ目を通ったときの「カタンカタン」という音がそれだ。

このつなぎ目は等間隔のため、同じスピードで走っていると、音も同じ間隔でリズムを刻む。

この音のリズムは、首都高などの場合、だいたい1分間に60回。この60回というのは、偶然にも、人間が眠りに落ちるときの脈拍数と同じなのである。

脈拍や呼吸というのは本来、自分のペースがあるものだが、こういった外部の音からも影響を受けやすい。

そのため、身体がもつメディカルリズムが、このリズムに同調して、眠気を誘うのである。

ただでさえ高速道路の運転は眠くなるのに、こんな子守歌みたいな音が響いてきては、眠くなるな、というほうが無理である。

そのうえ、助手席に座っている人の寝息が聞こえてきたら、これはもう最悪。

エンジン音、タイヤ音、寝息の三拍子がそろってしまったら、一度、パーキングエリアなど安全な場所に車を停め、身体を動かしたり、15分ほど仮眠をとったりしたほうがいい。

パーキングエリアまで無事にたどり着ければいいが、それまでの間に睡魔に負けそうになったら、口を動かすのがオススメ。

同乗者がいれば、会話をするのがベストなのだが、ひとりで運転しているときには、やはりガムに頼ろう。

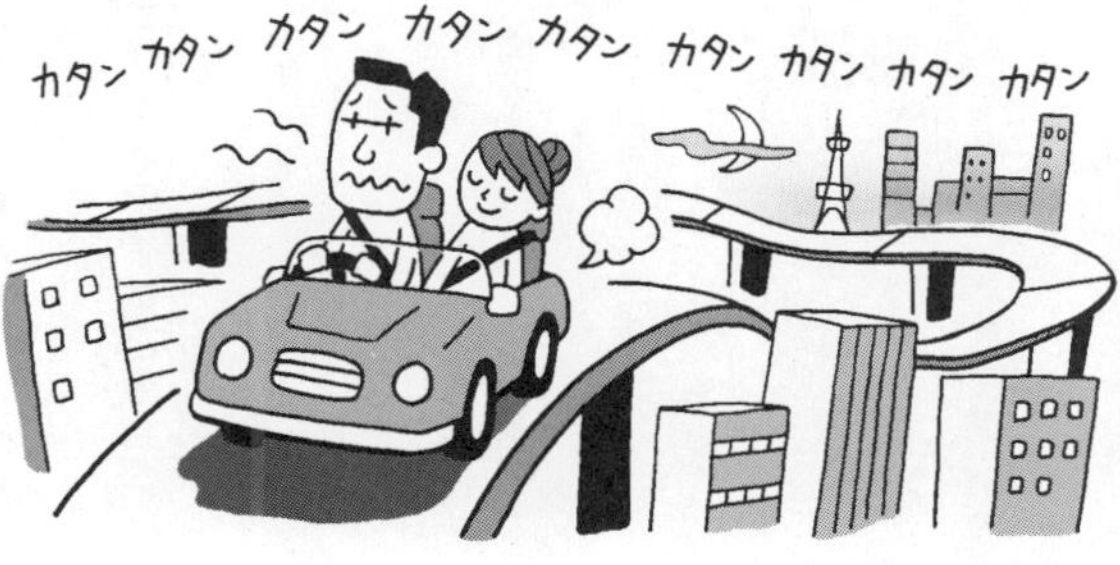

それでも眠くなるなら、ラジオをつけて、ＤＪに突っ込みを入れたりしながら、ラジオ番組に参加するのも効果がある。

とにかく、危険信号を感じたら早めの対応で、セーフティードライブを！

2

人体が出す「音」、自然や社会の「音」の秘密——

いびきの〝音色〟は、なんと30種類もあるって?!

人体が出す音の秘密

関節は、どうしてポキポキ鳴るの？

人によってさまざまな癖《くせ》をもっているが、指の関節をポキポキ鳴らす癖がある人も多い。このポキポキ音だが、骨が折れたわけでもないのに、どうしてあのような音が鳴るのだろうか。

この音の正体は、関節を曲げたり伸ばしたりしたときにできる気泡の破裂音。

関節は「関節包《ほう》」という袋で覆《おお》われていて、その中は「滑《かつ》液」という潤滑液で満たされている。それが潤滑液の役割をしている液体で満たされている。それがあるから、いろいろな動きに対応できるようになっているのだ。

関節を動かすと、滑液が移動する。関節を曲げると、骨を境にして関節包の片側の容積が広がる。

それがゆっくりなら、反対側から液体が流れ込むのに間に合うのだが、急激に起こると間に合わない。

そうすると滑液にかかっている圧力が下がるため、気化して気泡が発生する。そして、急激に反対側から液が流れ込んでくると、気泡が消滅する。

そのときの気泡の破裂音が、骨や皮膚《ひふ》を共鳴させて「ポキッ」という音になるというわけだ。

ふだん慣れていない動きをしたときや、無理に動かしたとき、筋肉の具合が悪いときなどに音が鳴りやすい。

また、関節を鳴らすのはよくないといわ

れているが、これは本当の話。

気泡の発生、消滅はかなりの衝撃を生むため、それが頻繁《ひんぱん》に繰《く》り返されると関節の軟骨《なんこつ》などを傷つけてしまうこともある。

指の関節を鳴らすと太くなるというのも、その傷を修復しようと骨が増殖するからだという。

関節が損傷しても自分では痛みを感じない。関節を鳴らす癖のある人は、むしろスッキリしたと感じることもあるようだ。

しかし、そのうち、指がだるいとか違和《いわ》感があるという状態になる。鳴らすと少しスッキリするから、また「ポキッ」。そうすると、さらにだるくなる、といった悪循環に陥《おちい》ることもある。

ただ、わざとではなくても鳴ってしまうこともある。もしもその場所がいつも同じ

関節が鳴るしくみ

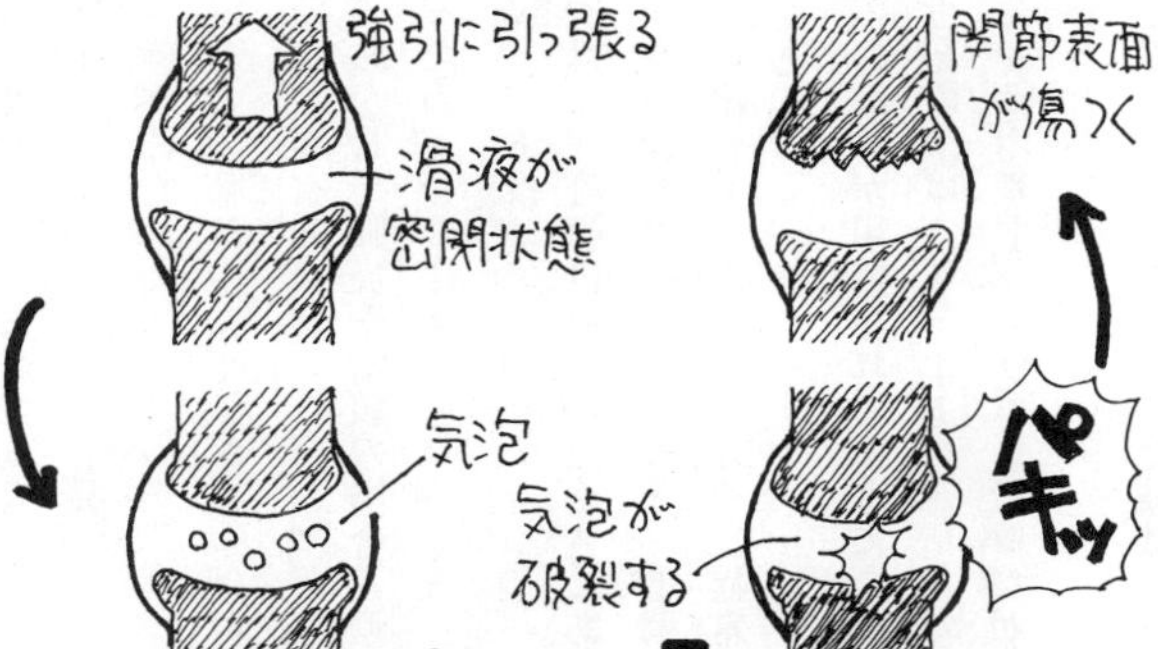

なら、その場所をゆっくり動かすか、ウォーミングアップをして関節を温めるなどして、なるべく鳴らないように気をつけたほうがいい。

医者は患者の胸をトントンして何を調べている？

最近では、あまり見なくなったが、昔は内科の医者に診察してもらうと、必ず胸や背中を「トントン」と叩《たた》かれたものだ。

この方法は「打診《だしん》」と呼ばれ、現在のようにCT（コンピューター断層撮影）や血液検査などが発達する以前には、重視されていた。

叩くだけでいったい何がわかるのか、と子ども心に疑問に思った人もいそうだが、ただ叩くだけという簡単な方法でも、さまざまな情報が得られるのである。

まず胸を叩くのは、肺や心臓に異常がないかを調べるためだ。

健康な人の肺は中に空気がいっぱい詰まっているため、叩くと「コーンコーン」と響く。しかし、肺炎や結核の場合、膿《うみ》などがあるため、音の響きが違ってくる。胸の音の違いで病気がわかるのだ。

いっぽう、心臓は血液がたくさんあるため「コツコツ」という音になる。心臓が腫《は》れている場合も音が変わるため、異常に気づくという。

この打診法が用いられるようになったのは18世紀の半ばごろ、オーストリアの医者であるレオポルド・アウエンブルッガーが発明したといわれている。

宿屋の息子として生まれた彼は、小さな

ときから酒樽《さかだる》を叩いて、その音で中身の残量を調べていたそうだ。そこからヒントを得て、打診法が生まれたという。

ところで、「打診」という言葉だが、「相手の意向《いこう》を打診する」というように、日常的にもよく使われている言葉。

この聞き慣れている「打診」の語源は、じつは、この医術にあった。もともと診察方法の打診法があって、その医学用語からとられて、日常生活で使われるようになった言葉だったのである。

ちなみに、医者が首からさげている聴診器が発明される前は、患者の心音を聞くために直接胸に耳を当てる方法がとられていた。そうやって行なわれていた聴診も、バストが豊かな女性の場合は、難しかった。

そこで、あるフランスの医師が、手元にあった紙を筒状に丸めて胸に当てたところ、耳を直接胸につけるよりもよく聞こえた、というのがはじまりだという。

ともかく、視覚が利用できないなら、聴覚を利用する――これは人間の普遍的な能力といっていいだろう。

オナラの音色はなぜ、多種多様なのか?

オナラの音は、「プ〜」というかわいい音や、「ス〜」というかぎりなく小さいもの、「ブブー」という大音響をまきちらす激しいものなどさまざま。同じ人でも体調によって、音もニオイもまったく違ってくるのはご存じのとおりだ。

なぜ、かくもオナラの音色は多種多様なのか?

そもそも、オナラの音は、ガスが肛門を通過するときに、肛門の上皮《じょうひ》を震《ふる》わせることによって発生する。通過するガスの量や勢いによって、その上皮の震え方もさまざまで、その違いによって、音の大きさや高低が変わってくる。

オナラを勢いよく出せば、大きな音になるし、ゆっくり少しずつ出すと音がしない。

つまり、オナラの音の発生源である肛門上皮は、サックスやクラリネットなどの吹《すい》奏《そう》楽器のリードと同じ役割を果たしているといえばいいだろうか。

音がしない、いわゆる「すかしっ屁《ぺ》」は少量なのに、音がするオナラよりもくさいことが多い。

それは、腸内の細菌によって発生したガスが多く含まれているからだ。通常のオナラは、食物を分解したときに発生するガスと飲食時に飲み込んだ空気が混ざっている。

しかもその割合は、飲み込んだ空気のほうがずっと多く、約7割はそうだという。そのため、すかしっ屁より音は大きくても、ニオイは少ないというわけだ。

またオナラは、食べ物にも影響される。サツマイモを食べるとオナラが出るといわれるように、食物繊維を多く含んだ野菜を食べるとガスが発生しやすい。

このガスはあまりにおわないのが特徴で、だからベジタリアンのオナラはあまりにおわない。

いっぽう、におうオナラの原因は、肉や魚などのタンパク質。よって、いわゆる美食家のオナラはにおうということは、ある程度いえそうである。

もし、オナラのニオイで悩んでいるなら、食生活を見直してみてはいかがだろう。

ちなみに、オナラの語源を見てみると、もともとは「お鳴らし」といっていたとか。それが縮まって「オナラ」と呼ばれるようになった。つまり、音が鳴るからこそ「オナラ」。ま、意外性はありません。

いびきの〝音色〟はなんと30種類もあるって?!

いびきの悩みを抱えている人は多い。いびきをかいている本人も悩むだろうが、隣で寝ているほうも結構ツライものがある。

日本人の約半分、ふたりにひとりはいびきをかいているというのだから、加害者と被害者を合わせたら、日本人全員ということになる（?）。

それはともかく、このいびき、通常は「いびき」とひとくくりにしているが、一人ひとり〝音色〟にも個性がある。〝いびき博士〟といわれた池松武之亮《たけのすけ》博士によると、その分類はなんと30種類。

「シャーポカ」などというふいご型や「フーッツ、プッツ」という火吹き型なんていうのはカワイイほうで、猛獣《もうじゅう》型、ナイヤガラ型、地下鉄型など、名前からしていか

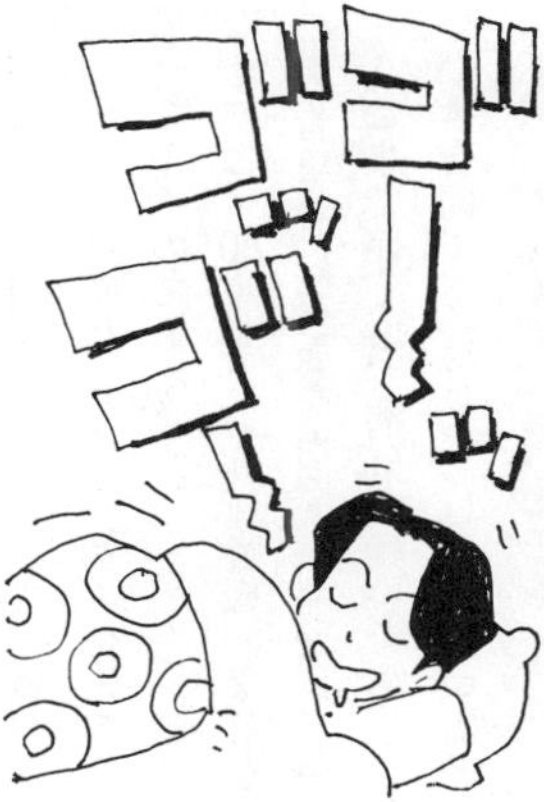

にもうるさそうなものもある。

ここまでくると、隣で寝ている人はかなり迷惑。眠っていても目が覚めてしまうことも多いはずだ。

珍しいものでは、クックックッと笑っているようなあやしいしのび笑い型や、呼吸が止まったと思ったら、またはじまる「クツクツクガーッツ」というエンスト型というのもある。

なぜ、いびきの音色はかくも多種多様なのか？

そもそもいびきは、喉《のど》ちんこと呼ばれる口蓋垂《こうがいすい》や扁桃《へんとう》、舌の付け根など喉のあたりが、呼吸の流れによって震えて起こる。

そのため、加齢によって皮膚がたるむようにに筋肉もたるんでくると、いびきをかきやすくなる。アルコールによる筋肉の弛緩《しかん》や肥満もいびきの原因だ。そして、鼻や気道、口などが共鳴体となり、個人個人の音が違ってくるのである。

なかには、80ホンという新幹線の騒音なみの大音響でいびきをかく人もいるという。ここまでいくと、病気の疑いもある。

いびきを防ぐ方法としては、寝ているときに口を開けないことが大切。

そのために、鼻の通りをよくして鼻呼吸をするように心がけるといい。また、寝る姿勢を横向きにするだけでも改善されるそうである。

大音量で歯ぎしりしても本人には聞こえていないのは？

音を聞くのは耳から、というのは当たり前のこと。耳から入った音は、鼓膜《こまく》を振動させて、耳の奥にある「蝸牛《かぎゅう》」の中のリンパ液にその振動が伝わる。そのあと、いろいろな過程を経て、脳に伝わっているのだが、じつは音を聞くもうひとつの方法がある。

それは、「骨伝導《こつでんどう》」である。耳をふさいで外側からの音をシャットアウトしても、身体の骨から伝わる、いわば内側からの音で、唾《つば》を飲み込むときの音や、歯ぎしりなどがそれである。

ならば、歯ぎしりは、外側からも内側からも聞こえているはず。それなのに、本人に聞こえないのは、睡眠中は、感覚器の伝達経路が遮断《しゃだん》されているから。そのため、あれほど大きな音を立てていても、本人は気づかないのだ。

そもそも、寝ている間は外界の音は聞こえないものである。たとえば、音楽をかけたまま寝ていても、眠ってしまえば聞こえなくなる。また、テレビをつけっぱなしでいつの間にか寝ているときでも、テレビの音は聞こえなくなっている。

だから、いびきも本人は知らないことが多い。家族などから指摘されても、「そんなはずはない」などという人も珍しくない。

大音量で耳障《ざわ》りな音を出しているのに、歯ぎしりをしている本人は、気づかずにぐっすり眠っている。その音で起こされたほうはなかなか寝つけず、ムッとしてしまう。だが、注意してなおるようなものでもないし、本人としてもわざとやっているわけではないため、怒るに怒れないのが悲しい。

歯ぎしりの原因のひとつは、かみ合わせ。歯ぎしりを指摘されたら、まず歯医者に虫歯がないか、金属冠などで嚙《か》み合わせが悪くなっていないか、などを見てもらおう。

もうひとつやっかいなのが、ストレスだ。精神的、肉体的ストレスを歯ぎしりで発散させているのである。こちらは、なかなか対処するのが難しい。あまりにもひどくて気になるようなら、一度専門医にご相談を。

ボクサーの立てる「シュッシュッ」という音の正体は?

テレビなどでボクサーの練習風景を見ていると、彼らはシャドーボクシングのさい、しきりに「シュッシュッ」と音を立てている。それは、試合でも同じ。

「うお～、あんなに空気を切る音がするほどの速さで動いているのか!」と感心してしまいそうになるが、そうではない。実際のところ、あの音は鼻息なのだそうだ。

ボクシング用語では「snort」という。なかには鼻息ではなく、口で「シュッ」という音を出している人もいる。あんなによく聞こえる音がするほどの鼻息とは、それもまた驚きだが、なぜボクサーたちはみんな同じように鼻息を出すのだろうか。

それは彼らが、パンチを繰り出すときには息を吐くように、と教えを受けるため。そのほうが、おなかに力が入ってパンチ力も強くなるからである。

そういえば、円盤投げやハンマー投げの選手は投げるときに大声を張り上げているし、テニスでもボールを打つたびにうなり声を上げる選手はけっこういる。

力を出すには、「おなかに力を入れる」必要がある。すると、結果として声や息が出るというわけだ。

自然界にあふれる音の正体

昼間は聞こえない電車の音が朝晩は聞こえやすいワケ

深夜に静かな部屋で起きていると、昼間は聞こえない電車の音が聞こえてくることがある。「雑音が減って静かになるからだろう」と思っている人がほとんどだろう。

もちろんそれも一因なのだが、じつは雑音の有無とは関係なく、昼間よりも朝晩のほうが遠くの音が聞こえやすくなるのだ。

その理由は、まずは音速。音の速さというのは気温で変化しており、気温が上がると音速も上がる。昼間は地面が暖められて、上空に比べて地表付近の気温が高くなる。

そうなると地表付近の音速が速くなり、上空のほうが遅くなるため、音は上空に逃げやすくなって遠くまで音が届かなくなる。

反対に、朝晩は地表よりも上空のほうが、気温が高いため、地表で発せられた音は上空で下向きに曲げられて、再び地表に戻ってくる。だから、遠くまで音が聞こえるのである。

天気が悪くなるときにも雲が出てきて地表の温度が下がるため、同じような現象が起こることがある。

それに加えて雲がふたの役割を果たして、音を発散させにくくしている。遠くの音が聞こえると天気が悪くなるといわれるが、それもありえることなのだ。

さらに朝晩のほうが、空気が澄《す》んでいる

というのもポイント。

音はほかの物質に吸収されるため、空気中にホコリなどが少ないほうが音は届きやすい。人が活動している昼間は、車の排気ガスやオフィスの室外機の風、工場や焼却場などから排出される煙など、いろいろなものが空気に混ざっているため、音は消されやすい。

また、風の向きも重要だ。昼間と朝晩では空気の流れる方向が変わることがある。音の伝わり方は、風に大きく影響されるため、風向きによって聞こえる音の範囲が変わってくるのだ。

とくに海の近くでは、昼間は海から陸に吹く海風、夜は陸から海に吹く陸風という変化があるため、聞こえる音が時間帯によって変わってくる。

江戸の「本所七不思議」として、どこからともなく囃子《はやし》や拍子木《ひょうしぎ》の音が聞こえる「たぬきばやし」や「送り拍子木」が言い伝えられているが、そうした怪異もじつは、音の性質によって引き起こされたいたずらかもしれない。

雪が降ると、妙に静かになるのは、なぜ?

冬の朝、目が覚めると、なんだかいつもと感じが違う。そうだ、妙に静かなんだ、と思って外を見てみると、一面雪で真っ白だった、ということがある。

そう、雪が降ると、それだけで周りが静かになるのである。

車がゆっくり走るからとか、外出する人が少なくなるからなどの理由も考えられるが、実際は、それらの雑音の発生源が減るからというだけではない。

雪が積もった日が静かな最大の理由は、雪が雑音を吸収しているから。この雪、とても優れた吸音材なのである。

どれくらいの効果があるかというと、遮《しゃ》音《おん》材や吸音材として使われているグラスウールと同じくらいの吸音率があるという。

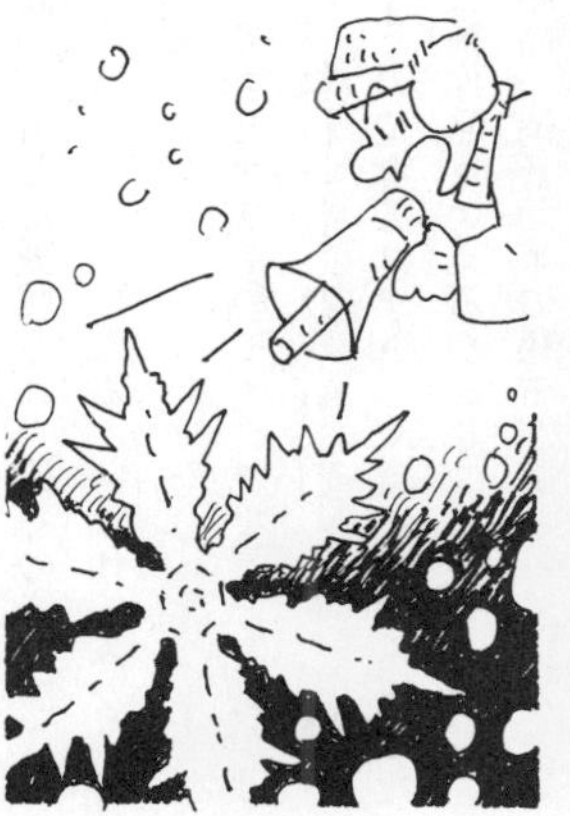

グラスウールは微小な隙間《すきま》がある構造をしていて、音の50〜90パーセントくらいを吸収する。

雪の積もった状態は、街中にグラスウールを敷き詰めた状態と同じなのだから、静かになるのも当然だろう。

では、なぜ雪はすぐれた吸音材なのか？雪の結晶は六角形だ。ひとひらの雪は、その結晶がいくつも複雑にからみ合ってできている。そのおかげで、ふわふわと降ってきたばかりの雪というのは、隙間が多い構造になっている。

この隙間にはもともと空気が入っているため、音の波が隙間に入っていくと、音波と空気がぶつかる。そうすると音のエネルギーは熱に変わるので、音が消えてしまうのだ。

つまり、発せられた音は、雪の結晶の隙

間にどんどん吸収され、遠くの音が聞こえなくなって静かになるという仕組みなのである。

アクセサリーのモチーフなどでも見かける、きれいな雪の結晶。

その造形美はまさしく自然が生み出した芸術作品といえるが、じつは、その美しい結晶に消音効果の秘密が隠されているというわけだ。

ただし、吸音率が高いのは、降り積もったばかりの新雪である。太陽熱などで溶けたものが再び固まった雪や、踏み固められた雪では、吸音効果が落ちる。

時間がたった雪では「昇華《しょうか》」という現象が起こり、結晶の形が崩れて密度が高くなる。そのため、表面が硬くなり、音を受け止める隙間が減ってしまうのだ。

風の音は、空気が〝割られる〟ことで生まれる！

「秋来《き》ぬと　目にはさやかに見えねども風の音にぞおどろかれぬる」と『古今集』に詠《よ》まれたり、松の梢《こずえ》を吹き抜ける風の音が「松籟《しょうらい》」と呼ばれたりするなど、風の音は昔から特別に扱われてきた。

そんな森羅万象《しんらばんしょう》の息吹《いぶき》を感じさせる風の音だが、そもそもこの風の音は、どうやって生まれるのか？

そのからくりは、意外なほど単純だ。風が強い日に自動ドアやシャッターの近くにいると、「ビュー」とか「ヒュー」といった音がする。これは、ドアの隙間やシャッターが障害物となって風を割っている音だ。そうやって割られた空気は、その障害物の後ろで渦《うず》をつくっている。

このように風が当たったときにできる渦は、この現象を理論的に解明した博士の名を冠して、「カルマン渦」と呼ばれ、障害物の後ろに左右交互に規則正しく一定間隔で発生することがわかっている。風が吹いている間は、この渦はつくられては消えることを絶えず繰り返していて、この渦が風の音といわれる「ビュービュー」という音をつくり出しているのである。

カルマン渦は手軽に発生させることもできる。身近なところでは、野球のバットやテニスラケットなどを「ブン」という音がするくらいに勢いよく振るだけ。縄跳びをしているときに音がするのも、カルマン渦が発生している証拠だ。

ゆっくり振ると音がしないことからもわかるように、渦を発生させるには、ある程度の速さが必要である。

もともと風が吹くだけでは音はしない。ふつう風の音といわれているのは、風が障害物に当たって生じた音なのである。

電線やビル、木など風がぶつかるものはたくさんある。それらとぶつかるために、風の音がするのだ。

ということは、障害物が少ない砂漠は静

「カルマン渦」の模式図

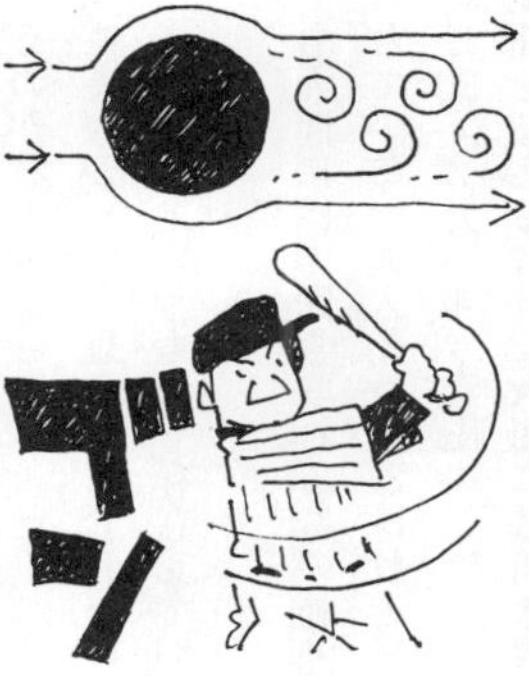

かだろうと思うかもしれないが、残念ながら自分の耳さえも障害物となる。それに砂の凹凸《おうとつ》もあるため、風の音と自分の足音だけはするそうだ。

心霊現象まがいの「揺れ」を起こす〝聞こえない音〟とは?

部屋にある観葉植物の葉がゆらゆらし、テーブルに置いてあるカップのお茶に波紋が生まれ、窓ガラスはガタガタ揺れる。ところが、周りを見てもこれといって変わったことはないし、工事をしているような音も聞こえてこない。風が吹き込んでいるわけでもないし、もちろん地震が起きたわけでもない。そんな不思議な現象を体験したことがある人も多いだろう。

その心霊現象まがいの揺れは、「音」が犯人というのが有力である。

何も聞こえなかったと思うかもしれないが、聞こえない音というものも存在しているのだ。

そもそも人間には、聞き取れる音の範囲がかぎられている。個人差はあるけれど、たいていは20~2万ヘルツ(Hz)。

その範囲を超える音は、人間には聞き取れないのだ(可聴域が広い動物には、イルカやコウモリがあげられる。イルカは15万ヘルツまで聞き取れるというのだから、人間の比ではない)。

さて、最初にあげた不思議な現象は、20ヘルツ以下の超低周波音が、揺れを引き起こしたものと考えられる。

この超低周波音というのは、波長が長いため、一般の防音材をもすり抜けることもでき、そのうえ空気吸収などの減衰《げんすい》（141頁に詳述）が少なく、遠くの音が届く。

その超低周波音の音圧が強ければ、音は聞こえないのに、窓やテーブルなどを揺らすのである。

この超低周波音を出す原因としては、昔からいわれているのが火山の噴火だ。伊豆大島の三原山噴火による超低周波音は、100キロメートルも離れた千葉県市原市でも測定されたといわれている。

そのほかに、地震、台風、超音速飛行のさいに発生するソニックブームなどがある。また、ダムの水を放流するときや風力発電による超低周波音も報告され、身近な生活圏内でも問題となっている。

というのも、超低周波音によって、頭痛や目まい、耳鳴りなどの身体の不調が起こったり、イライラ感、不安感などの精神的な影響もあるといわれているからだ。

心霊現象かと怖がらせるくらいならまだいいが、何も見えないし聞こえないのに心身が不健康になるなんて、単なる「音」ではすませられないクセモノである。

完全な無音状態だと人間はどうなる？

日ごろから都会の喧騒《けんそう》に疲れ気味で、うるさい上司やカミさんの文句に辟易《へきえき》しているお父さんのなかには、「誰もいない静かなところでのんびりしたい」と思っている人もいるはずである。

しかし、そんな人が求めてやまない〝静かさ〟も程度問題。

人間は、音がない状態のところに置かれ

ると、気持ちが落ち着かず、そうとうな不安や孤独感に襲《おそ》われる。長時間そこにいることはとてもできないといわれているのだ。

音がない状態というのは、大気が振動しないということである。このような状態はじつは自然界には存在しない。

したがって、人工的につくり出さなければ、地球上では無音状態というものは存在しえない。

無音状態は、音響機器などの実験のためにつくられる。「無響室」と呼ばれるその部屋は、まったく音のない世界。

外からの音は一切入らず、壁は音を反射しない材質でつくられ、内部の音は吸い取られる響きのない実験室である。

何も聞こえない静寂《せいじゃく》。しかし、耳を澄《す》ますとツーンという音が聞こえるような感じ……。無響室に入ると、そこは日常的に感知するものとはまったく別の空気に覆われていて、異次元の世界に身を置いたような感覚になるという。

ふだんの生活では、自分の周りから響きが消えることはない。どれだけ静かな場所であっても、耳を澄ませば必ず音に行き当たり、かすかな響きが存在する。

人里離れた山奥に行っても、ゴーッというような〝山の音〟が聞こえる。私たちにとって、音は、空気と同様に、あって当然のもの。

そのため、その存在を意識することなく暮らしているが、無響室のような環境を体験すると、私たちがふだんいかにたくさんの音に囲まれて暮らしているかに気づく。無音とはどういうものか、はじめてわかるのだ。

　無響室のような完全に音のないところに身を置き、静寂の世界に浸《ひた》ったら、リラックスした気分になるのでは、とイメージした人もいるかもしれないが、逆にストレスを感じてしまうはずである。

　人類は地球上に誕生して以来、自然界のさまざまな音に囲まれて暮らし、聞こえる音を感知しながら、状況を認識したり危険の到来を推測したりしてきた。

　人間は、音を聞くことによって、何が起こったのかを判断する。言葉を操《あやつ》りコミュニケーションを行なうのも、音があればこそなのだ。

　それほどに音を頼りに生活してきた人間にとって、音のない環境は、耐えがたいほど居心地の悪い空間にちがいない。

キツツキは、音が遠くまで響く木を選んでつついている！

くちばしが傷《いた》んでしまうのでは、と心配になるほど激しく木をつつくキツツキ。キツツキが木をつついているシーンは、テレビの動物番組などでもおなじみだが、彼らは、何のために木をつついているのか？

　キツツキが木をつつく理由は、第一に、木の皮の内側にいる虫を捕《と》るためだ。このエサ捕りがキツツキを「森の番人」と呼ぶゆえんである。

　また、木をつつくことによって、枯《か》れ枝の倒壊を早めてくれるため、林業に従事している人にとって、キツツキは頼もしい味方にもなっている。

　つついてできた穴は巣としても利用さ

れ、繁殖期になると5個くらいの卵を産む。それが孵化《ふか》するのだから、穴の内部はけっこう広め。それくらい大きな穴をつついてあけなくてはならないわけで、キツツキにとってはかなりの重労働だ。

ただ、そんな大きな穴になるまで木をつつくのは、エサ捕りや巣作りのためだけではない。

敵を威嚇《いかく》したり、求愛したりするための行為。それが木をつつくことの重要な目的なのである。

さらに縄張りを主張するという意味もある。つまり、キツツキは、木をつつくことによって「ここにいるぞ」と自分の存在をアピールしているのだ。

そのためには、音が遠くまで響かなければ意味がない。キツツキがつついている木を見ると、どれも大きな木だ。

じつは、大きな木ほど音の減衰が少ない低周波音で、しかも大きな音を出すことができる。

キツツキは、どの木をつつけば遠くまで音が届くのかを心得ていて、わざわざ大きな木を選んでいるのである。

一説には、キツツキは、自分の鳴き声は遠くまで届けにくいため、木をつつく音を

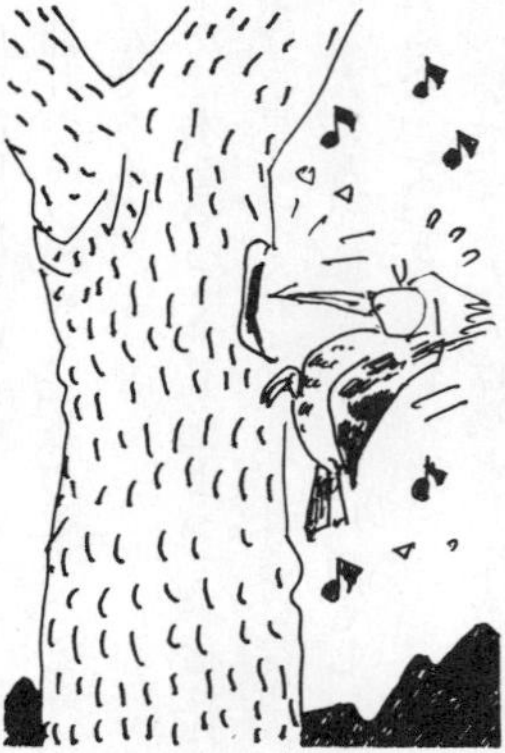

使って、情報を伝達しているとも考えられている。

ところで、キツツキは、漢字で書くと「啄木鳥」。

この字から、石川啄木《たくぼく》を連想する人も多いだろう。石川啄木の本名は「石川一《はじめ》」だが、ペンネームを啄木としたのは、キツツキが木をつつく音に慰《なぐさ》められたからだといわれている。

また、石川啄木はアナーキスト的な一面もあったため、その名には社会の現状に風穴をあける、警鐘《けいしょう》を鳴らすという意味も込められているという。

誰も聞いたことがないのに恐竜の鳴き声が再現できるワケ

恐竜の鳴き声といわれて、誰もがまず想像するのは、あのゴジラの雄叫《おたけ》びのような鳴き声ではないだろうか。

しかし、よく考えてみると、恐竜が生存していたのは、今から1～2億年前。私たち人類は、誰ひとりとして恐竜の鳴き声など聞いたことはない。恐竜の親戚である現在のハチュウ類だって、それほど大きな声で鳴くことはない。

だとすれば、もしかしたら恐竜は本当は鳴かなかったのではないか？　あるいは「メエメエ」と羊のようなかわいい鳴き声だった可能性もあるのではないか？　――そんな疑問がわいてきたとしても、不思議ではない。

なのに、博物館の恐竜展などでは、なぜ〝見てきた（聞いてきた？）〟ように恐竜の鳴き声を再現しているのだろうか？

以前は、あの外見ならこんな声で鳴いてくれるとイメージにピッタリだという、それらしい声を想像でつくっていた。だが、最近のものはかなり正確に再現されているという。その再現のかぎを握っているのは、骨格である。

声を決定づけるのは、「声道《せいどう》」と呼ばれる、喉から口の間にある音の通り道の立体的な形状だ。これはもちろん、人間にかぎった話ではない。恐竜とて同じことである。

現代では恐竜の骨の発掘・調査が進み、骨格を正確に復元することができるようになった。

そのおかげで、細かく断層撮影した骨格の頭部をつないで、声道の立体的な形状模型をつくり、さらに声帯振動の状況を推定すべく、鼻腔《びくう》などの立体形状も再現できるようになった。

そこまでわかれば、あとはコンピューターの音声合成技術でもって、鳴き声の再現が可能なのだ。

また、「生痕《せいこん》化石」と呼ばれる、巣や足跡などの化石の研究が進み、恐竜たちのコミュニケーション方法も解明されつつある。

それによると、やはり親子がお互いを呼び合うときや、仲間同士の狩り、求婚活動などのさいには、鳴き声によるコミュニケーションが行なわれていたのではないかという説が有力だ。

実際、ある有名な恐竜映画では、このようにして、発掘された恐竜の骨格をもとに、さまざまな恐竜の鳴き声がつくられたのだという。

そして、同じようにすれば、頭蓋骨《ずがいこつ》の骨

格をもとに、古代人の声の復元や、歴史上の人物の声を再現することも可能になるのだとか。なんだかワクワクするような話である。

身近なあの音への素朴な疑問

スピーカーにマイクを近づけると「キーンッ」と音がするのは?

式典などで誰かがスピーチしようとマイクをもったとたん、「ピーッ」とか「キーンッ」とかいう恐ろしく大きな音がすることがある。

思わず耳をふさいでしまうあの不快音は、「ハウリング」と呼ばれる現象による。

ハウリングは共振《きょうしん》現象の一種であり、音の出力と入力がループ状態になることで起こる。

そもそもマイクを使う目的は、必要な音を増幅して、大きな音にして皆に聴かせたいから。マイクから入った音がアンプを通して増幅され、それがスピーカーから出て人々の耳に届く、というのが正常な流れである。

ところが一定の条件下では、スピーカーから出た音が、もとのマイクに再び入力されてしまう。

すると、一度増幅した音がさらにアンプを通って増幅され、スピーカーから出て、それがまたマイクに入って……という無限ループ状態が、一瞬にして起こる。

そのために、恐ろしく大きな音がスピーカーから出るのである。ときには音のエネルギーで、スピーカーが壊れてしまうこともある。

原因はマイクをスピーカーに近づけすぎるというのがもっとも多いが、マイクを使っている環境条件によって特定の周波数が共鳴しやすくなっていたり、マイクの特性に合わないセッティングになっていたり、アンプの出力が強すぎたりして起こる場合もある。

コンサートやライブでは、音響の専門家がイコライザーなどを使って調整しているのでほとんどあり得ないが、式典などでは何も対策をとっていないことが多く、それでよく遭遇するわけだ。

ハウリングが起こったら、とにかくマイクをスピーカーから遠ざけ、あるいはマイクの向きを変えたりして、すみやかにアンプの出力を下げること。

慌《あわ》てるあまりマイクをもったまま歩き回ると、よけいにひどい音が出ることもあるので注意が必要だ。

ただ、ハウリングは悪い面ばかりではなく、楽器の演奏に意図的に利用されることもある。その場合はハウリングといわずにフィードバックと呼ばれ、エレクトリック・ギターなどで多用されている。

プッシュホンの音は、なぜあの音に決まっているのか

何げなく使っていて、あまり気に留《と》めることもないプッシュホンの音。

数字によってビミョーに音が違うが、この音の違いは、携帯電話の操作音を思い出すとわかりやすい。

メールを打っているときのボタンの音は、ア行の1とカ行の2では音が違う。他人がメールを打っている音を聞くと「ピピピ、ポポポポ、パ」と音の違いが耳につきやすい。

じつはこのプッシュ音、すべてのプッシュホンで同じだ。

電話機にはプッシュホンと、回転ダイヤル式がある。ダイヤルしたときに交換機に送る信号は、どちらの場合も「選択信号」と呼ばれ、プッシュホンの場合はPB信号、回転ダイヤル式はDP信号が使われている。PB信号は全世界で共通だ。

ただし、PBは和製英語で、国際的には「DTMF(Dual Tone Multi Frequency)信号」と呼ばれている。

もともと、プッシュホンが1966年に

プッシュホンの音は、7つの音の組み合わせで作られている！

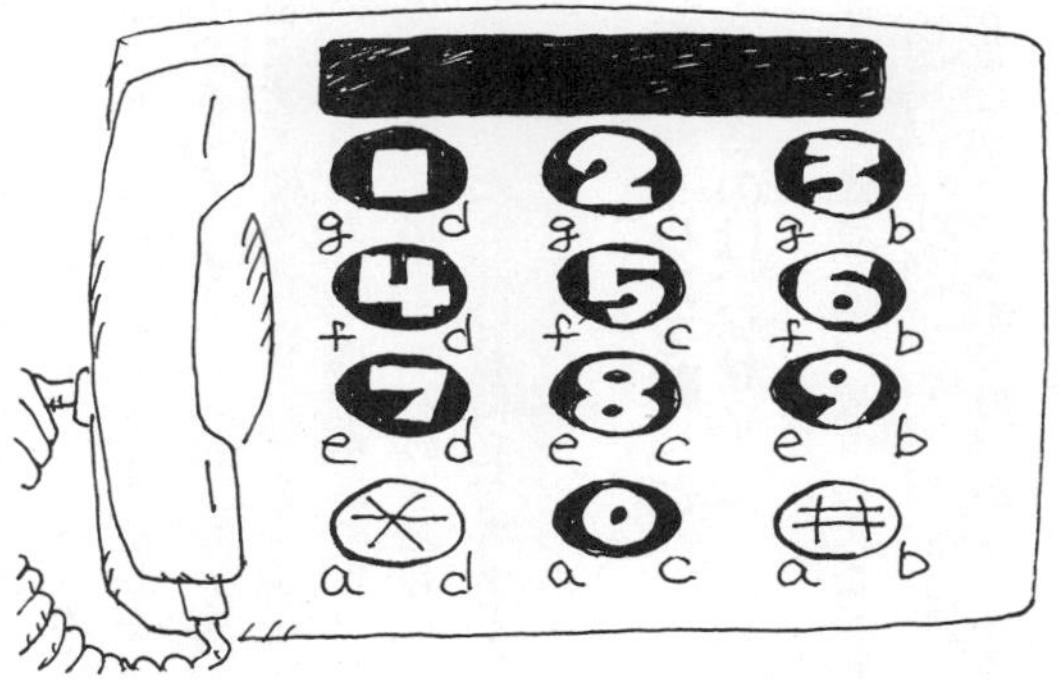

登場する以前には、電話は回転ダイヤル式だった。

それがプッシュホンに変わることによって、ダイヤル操作が早くなるだけでなく、音による電話を使った通販などができるようになり、新たなコミュニケーションツールとして電話が活躍するようになった。

全世界共通のプッシュホンの仕組みだが、各ボタンの音は、ふたつの周波数を組み合わせた音を使って、数字のＰＢ信号を出している。

たとえば、「０」の場合は９４１ヘルツと１３３６ヘルツ、「９」の場合は８５２ヘルツと１４７７ヘルツを組み合わせているのだ。縦も横も列ごとに同じ周波数をもち、その組み合わせで音ができている。

じっくり聞いてみると、ふたつの音が聞こえるはずである。ふたつに聞こえない場合は、１・４・７・＊や２・５・８・０のように縦のキーを押しているとわかりやすい。変わらない音とだんだん高くなっていく音が聞こえてくる。

会社の同僚や友人と、携帯電話のプッシュホンの音を聞き比べてみるのもおもしろい。話題に困ったときのお役立ちネタとしてご利用ください。

救急車のサイレンを聞くと犬が吠えるのは、なぜ?

救急車が通り過ぎると、周りの犬たちが「アオーン」「ウォーン」と大合唱。しかも、いかにも悲しそうに叫ぶものだから、まるで救急車で運ばれる人を心配しているかのようにも聞こえる。

なぜ救急車の音が遠吠《とおぼ》えを誘発するのか。その答えは、「ピーポー」という音がちょうど仲間の犬が遠吠えしている声に近い周波数だからだ。

集団生活をしていない飼い犬にとって、仲間とのコミュニケーションをとるための遠吠えはあまり意味のない行為なのだが、これは犬の性《さが》なのだ。

もともと犬はオオカミの血を受け継いでいるため、その性質をもっている。遠吠えはそのひとつで、遠吠えをする犬ほど、オオカミ時代の本能を強くもっていると考えられている。

遠吠えは、仲間に自分の居場所を知らせたり、縄張りの主張をするなどのコミュニケーションの手段。

つまり、救急車の音に反応して遠吠えをしているのは、仲間の声に一生懸命応えようとしているからなのだ。

どんなに眠くてぐったりしているときでも、「ピーポー」と聞こえると、突然真剣な顔をして叫ぶのも、じつはそういうワケがある。

悲しそうに叫んでいるように見えるのは、残念ながら(?)単なる人間の思い込みである。

犬は悲しくてあのような叫び声を上げるのではなく、ただ仲間の呼びかけに精いっぱい応えているだけなのだ。

救急車のサイレンのほかにも、夕方5時などに街に流れる時報のチャイムや、「さおや〜さおだけ〜」など拡声器から流れる声に反応する犬もいる。

本人(本犬?)は真剣なのだろうが、それ

に合わせて律義《りちぎ》に鳴く犬を見ると、健気《けなげ》で愛おしく思えてしまう。

もっとも、本能とはいえ、夜中に走る救急車も少なくないので、飼い主としては近所迷惑が心配なもの。実際に頭を痛めている飼い主も多い。

そんなときには、専門家に相談するなど、しつけを工夫して訓練すれば、遠吠えの習慣もなくなるそうである。

ベンツのドアを閉める音が高級っぽいのは、どうして？

「ベンツは、ドアを閉めるときの音が最高だ！」というオーナーが少なくない。ベンツのドアを閉めた経験がないので実際の音はわからないが、なんだかとってもありそうな話ではある。

その〝素敵〟であるらしいベンツのドアを閉める音というのは、ドアの枠全体が少しもきしむことなく、シャーシ、つまり車のフレーム部分に、同時にぴったり接触しなければ出ない音なのだとか。

もちろん、ベンツは「ドアの〝イイ〟音」を出すためにつくられたわけではない。

ドアの部品からフレームの細部まで、すべてにおいて完璧さを追求していった結果、その音が出るにいたった、ということだろう。

「すべての形に理由がある」といわれ、過剰なまでに性能・品質にこだわっているベンツらしい話ではある。

理想論かもしれないが、車にかぎらずものづくり、はてはビジネスモデルまで、どんなものでも細部にまで徹底的にこだわり、完璧を追求してく姿勢が大切。

結果として、その細部に神が宿り、できた上がったものも長く愛され続けることとなる。ベンツのドアを閉める音は、そんな教訓を含んだ音なのかも。

「5・1サラウンド」だとなぜ臨場感ある音になる？

CDのように合理化のために超音波音域を切り取るようなことをするいっぽうで、デジタルの時代になって急速に発達したのが〝臨場感〟のある立体的な音づくりだ。

アナログの時代には、音響に立体感を出すために、左右ふたつのマイクで音を取り込み、ふたつのスピーカーで再生する「ステレオ」方式が使われていた。いわゆる2チャンネル（ch）である。

それが今、DVDプレーヤーの普及とともに、またたくまに5・1チャンネルサラウンドシステムが家庭でも当たり前になりつつある。

このシステムでは、正面、前の左右、後ろの左右、プラス重低音専用スピーカーの合計6つのスピーカーを、視聴者を〝取り囲むように〟配置する。だからサラウンドという呼び名になった。

スピーカーが6つなら、6チャンネルといえばよさそうなものだが、最後のひとつはサブウーファーと呼ばれ、ほかの5つとは違って低音しか出さないため0・1チャンネルと表現する。

したがって、5・1チャンネルというわけだ。視聴者の左右にもスピーカーを置く7・1チャンネルや、9・1チャンネルのサラウンドシステムもある。

このようにスピーカーで取り囲むことで、あらゆる方向から音が聞こえ、それが臨場感を生む。ちなみに、サブウーファーが担当する重低音は音に方向性がないため、ひとつで全方向をまかなうことができている。

このサラウンドシステムは、もともと映画館の音響システムとして開発された。音楽用というより、アクション映画やSF映画などの迫力ある場面表現に向いている。「ドルビー」と呼ばれる方式が有名で、たいていの映画のエンディングクレジットの最後に出てくるから、ご存じの人も多いはずだ。

家庭のＤＶＤで映画を観る人が増えたことで、急速に普及し、映画用とか音楽用とか目的に関係なく、今や多くのスピーカーが5・1チャンネル仕様になりつつある。

さらに最近では、ステレオと同じ2本のスピーカーのみで5・1チャンネル分のサラウンド効果を得るものや、たった1本のスピーカーでサラウンド状態をつくり出すバーチャルサラウンドと呼ばれるシステムも登場している。

これらは反響音を利用したり、指向性の高い音を発するスピーカーを用いたりして、視聴者を囲まずに部屋のあらゆる方向から音が聞こえるように設計されている。

もっともリアルな音を録音するための最新技術とは？

前項でも述べたように、5・1チャンネルでのサラウンドシステムは、臨場感を得るのに効果的なシステムである。

　しかし、いったん録音したものをスピーカーで再生するだけでは、現実に自分が耳で聴くのとそっくり同じ状態を再現することまではできない。

　そこで考え出されたのが、「バイノーラル録音／バイノーラル再生」という方式である。バイノーラルは「binaural」、すなわちふたつの耳で聴くことを意味する。

　この方式では、左右の耳に入ってくる音をそのまま録音し、左耳で録音したものを左耳で、右の耳で録音したものを右耳で再生して聴く。

　再生するたびに、実際に耳で聴いたときとまったく同じ臨場感が得られるわけで、究極のバーチャルリアリティといえる。

　本当はライブ演奏時に、聴く本人の耳にマイクロホンをつけて録音するのがいちばんいいが、現実にはそれは不可能であるため（というよりも、それではバーチャルリアリティを実現しようとする意味がない）、録音には「ダミーヘッド」と呼ばれる人形を使う。

　ダミーヘッドは人間の上半身を摸してつくってあり、左右の耳の穴にマイクロホンが仕込んである。

　このダミーヘッドをコンサートホールの座席に座らせて録音し、あとで右耳で録音した音は右耳で、左耳で録音した音は左耳で再生できるヘッドホンを使って、演奏などを聴くのである。

　これならコンサートホールで聴くのとまったく同じ音が再現でき、家にいながらにして、まるで自分もホールにいるようなリアル感を味わうことができる。

いいことずくめの方式のようだが、現実には未解決の問題もたくさん残されている。

マイクやヘッドホンの性能、相性といった問題はもちろん、ダミーヘッドと人間では〝耳の性能〟はもちろん、頭の大きさや形、材質などが異なるため、聴覚を完全に再現することは難しいのだ。

また、聴いている最中に頭を動かしてしまうと、音源であるスピーカーもいっしょに動いてしまうので、「コンサートホールで聴いていて頭を動かした状態」とは明らかに違ってしまい、違和感を生じる。

こうした問題が解決できれば、将来は本当に臨場感のある音楽を、いつでも、どこでも鑑賞することができるようになるかもしれない。

3

ヒトが発する声には、謎と不思議がいっぱい――

電話の声だと、なぜ親兄弟に間違えられやすいのか？

なぜ、人間の声は一人一人違うのか？

私たちは一人ひとり、みんな違う声をもっている。親子や兄弟の声が似ていたり、まれに赤の他人同士の声がそっくりに聞こえたりする場合もあるが、それでも厳密にまったく同じ声、ということはありえない。

人間の声がそれぞれ違うのは、そもそも声を出す仕組みに理由がある。私たちが肺から空気を送り出すと、空気は気管を通って喉頭《こうとう》という部分にさしかかる。ここにあるのが「声帯《せいたい》」だ。声帯は、筋肉と粘膜でできた幅約1センチメートル(㎝)の左右一対の膜で、開いたり閉じたりする。

その開閉時にできる隙間《すきま》は「声門《せいもん》」と呼ばれ、そこを空気がすり抜けていく。つまり、声帯が扉で、声門が声（空気）の出入り口のようなものだ。

肺から押し出された空気が、声門を通ろうとして閉じた状態の声帯にぶつかると、声帯がこじ開けられて声門ができる。

そして空気が声門を通るときに声帯が振動し、声門が開閉することによって、空気が断続的に止まり、空気流が発生する。このエネルギーが音響のエネルギーに変換されて、声が生まれる。

　声の強さは声帯に送り込まれる空気の増減で決まるが、それ以外の声の要素、つまり声の高低や長さ、音色、声域などは、声帯の動きに複雑な筋肉の運動が加わることによって決まる。

　声帯は数種類の軟骨《なんこつ》で囲まれていて、これらの軟骨や関節、周りの筋肉などが連動して動くことで、声帯運動が行なわれているのだ。

　この動きは人によって千差万別。だから、十《じゅう》人《にん》十《と》色《いろ》の声が生まれてくる。

　さらに、声帯で生まれた声は、その先の「声《せい》道《どう》」と呼ばれる部分で共鳴して増幅され、音色が決まる。声の音波が声道を通るときには、ある特定の周波数をもつ音波が強められたり、また反対に弱められたりという共鳴現象が起こるが、共鳴する周波数は声道の形状によって決ま

声を出すしくみ

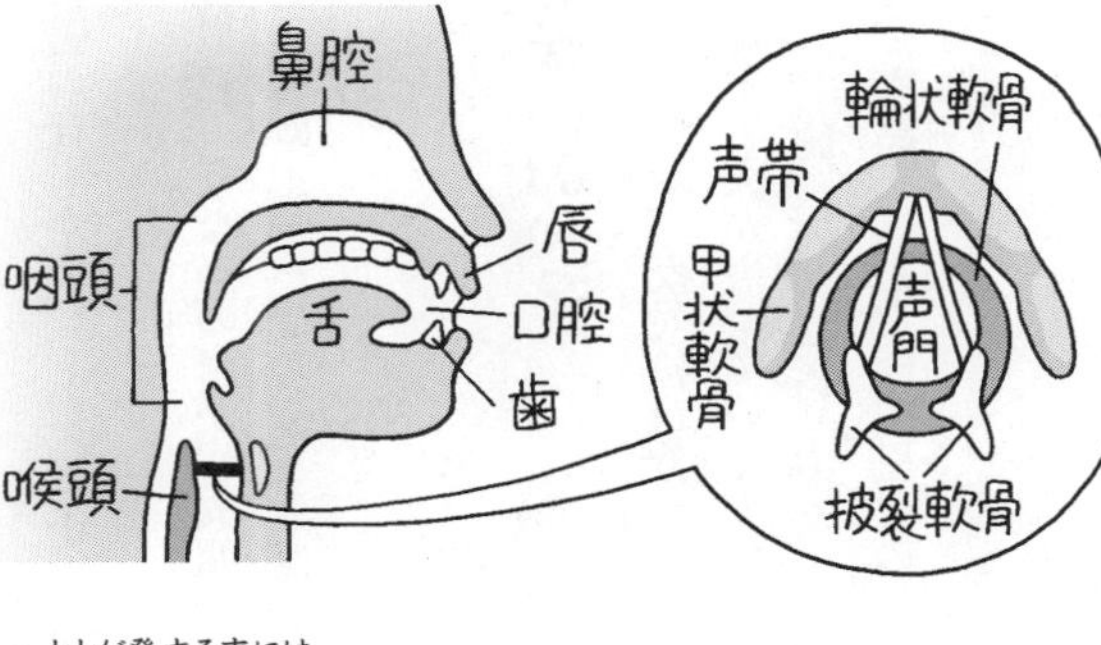

ってくる。

つまり、個人がもつそれぞれの声道の形によって、共鳴の仕方が変化し、結果としての音色も変わるというわけだ。

この仕組みは管楽器のオーボエなどが音を出すときと似たようなものだが、人間の共鳴器官は楽器よりずっと複雑で変化に富んでいる。それゆえ、バラエティー豊かな固有の音色を生み出すことができるのだ。

電話の声だと、なぜ親兄弟に間違えられやすいのか？

電話に出たとき、かけてきた相手から親や兄弟と間違えられた、反対に自分が電話をかけたときに間違えてしまった、という経験はほとんどの人がもっているのではないだろうか。

ふだん話しているときの声はそれほど似ていなくても、電話を通した親や兄弟の声は、似たように聞こえてしまうのだ。

それは、電話で伝えられる音声の周波数と関係がある。

電話はそもそも、「用件を言葉で伝える」という目的のもの。その役割のためには、最低限、話の内容がきちんと伝わるだけの周波数があればよく、電話回線で伝達できる周波数は、300〜3400ヘルツ（Hz）程度に抑えられている。

これに対して、人間の声は60〜2万ヘルツもの幅がある。実際に聞き取れるのは1万7000ヘルツ程度までのようだが、電話で伝えられる音の範囲がいかに狭いものかはおわかりいただけるだろう。

そのため、スズムシの鳴き声のような高い音や、自動車の排気音のような低い音は、受話器を通して聞かせようとしても伝わらない。

もっとも電話の本来の目的からすれば、それで十分。周波数を制限することによってコストを下げ、多くの回線を提供することが可能になるうえ、不必要な周りの「雑音」が排除できるというメリットもある。

いずれにしても、電話回線で伝達できる周波数の範囲が狭いため、電話を通して人の声を聞くと、話している人の声そのものの特徴が薄れ、話し方のくせや、方言などは逆に強調されて聞こえる。そのため、声そのもの以上に、話し方や方言が似通っている親や兄弟は間違えやすくなるというわけだ。

しかし、近年ではそのような状況も変わりつつある。電話回線は当初の「用件を伝える」ためだけのものから、「インターネットで大容量の通信をスピーディーに行なう」という新たな役割を担《にな》うようになった。

より幅広い周波数、つまりバンド（周波数）をカバーする、ブロードバンド化が進んだことで、インターネットを利用した通話では、これまで伝達できなかった周波数まで聞こえるようになっている。

実際、インターネットの通話サービスを利用すると、相手が目の前にいるかのような鮮明な声でやりとりができてしまう。携帯電話も発展の一途《いっと》をたどっているし、近いうちに「電話の声で相手を間違える」という失敗は、過去の話になるのかもしれない。

ものまね名人は、「声紋」もコピーできるのか？

声には、指紋と同じように、一人ひとりすべて違うパターンがある。人間の声の特徴を抽出したパターンは「声紋《せいもん》」と呼ばれるが、これは筆跡鑑定よりも精度の高い証拠として、裁判における判決の根拠となった事例もあるほどだ。

たとえば、ストーカー犯罪などで、脅迫《きようはく》まがいのメッセージをしつこく留守番電話に残していた場合など、犯人を特定するのに、この声紋の鑑定が威力《いりよく》を発揮する。

ストーカー犯のなかには、犯人が特定されないよう、声色《こわいろ》を変えている者もいるというが、耳で聞いたときの声が別人のように違っていても、声紋は変わらない。専門家が鑑定すれば一目瞭然《いちもくりょうぜん》なのだ。

人間の声は、その高低、すなわち周波数を変えると別人のように聞こえる。しかし、声紋そのものは変わらないのだ。声はさまざまな周波数の音波のほかに、長さや強度などが複雑に組み合わされて形成される。これをソナグラフという機械を使って分析し、視覚的に表示すると、指紋と同じように個人で異なった紋様として表される。これが声紋だ。

人間の顔形は個人で異なり、顔形が違えば、声が形成される声帯や声道、鼻腔《びくう》の形もそれぞれ異なる。

また、声の高低は身長とも関係しており、一般に背の高い人は身体の各部位が大きく、声帯も大きい。このことから、大きな太鼓《たいこ》のほうが小さな太鼓よりも低い音が出るように、身長の高い人ほど低い声が出る傾向にある。

ものまね名人が有名人の声をまねたとき、ふつうの人が聞けば本人だとダマせてしまうが、どんなにそっくりにまねたところで、その名人が、ものまねの対象となった有名人とまったく同じ体格や骨格、声帯や声道、鼻腔などをもっていないかぎり、声紋分析をすれば別人だとはっきりわかってしまう。別人がまったく同じ声紋を描く声を発するのは、とうてい不可能なのだ。

逆にいうと、声のサンプルがあれば、現在の技術ならその声紋から声を発した人の性別や身長、顔の形、年齢などまで、ある程度推測することができてしまう。

そのため、犯罪捜査における声紋の役割は、今後ますます重要視されるとみられている。

赤ちゃんの声と救急車のサイレンの意外な共通点

赤ちゃんというのは、じつに大きな声で泣く。夜中に泣き出されたりしてしまったら、ご近所の迷惑にならないかとハラハラしてしまうものだ。

これは、実際にボリュームが大きいというだけではなく、赤ちゃんの泣き声の周波数が、人間の耳にとって感度の強い部分に当たるため、よりはっきりと強く聞こえるということも一因となっている。その周波数は２５００〜４５００ヘルツ。なんと、救急車などのサイレンと同じなのである。

考えてみれば、赤ちゃんが泣くのは、救急車がサイレンを鳴らすときの「周りの注意を向けさせる」という目的と同じわけで、じつによくできているとはいえる。

そのうえ、この周波数は、人間が本能的に危機感を感じる音の高さでもある。まだ言葉を話せない分、泣くことで自分の意思を伝えるしかない赤ちゃんは、全力で周りに訴《うった》えかけているのだ。

ひと口に赤ちゃんの泣き声とはいっても、その意味するところはさまざま。泣き声を分析してみると、「おなかがすいている」「眠い」「苦しい・不快である」「さびしい」という、おもに4種類の感情に分けられるようだ。

「おなかがすいている」は、大声で泣いたり、ぐずったりして訴えかけるような声を上げることが多い。

「眠い」場合は、意識がもうろうとしているのでそれほど大きな声ではなく、途中で眠ってしまったり、思い出したように泣き出したりする。

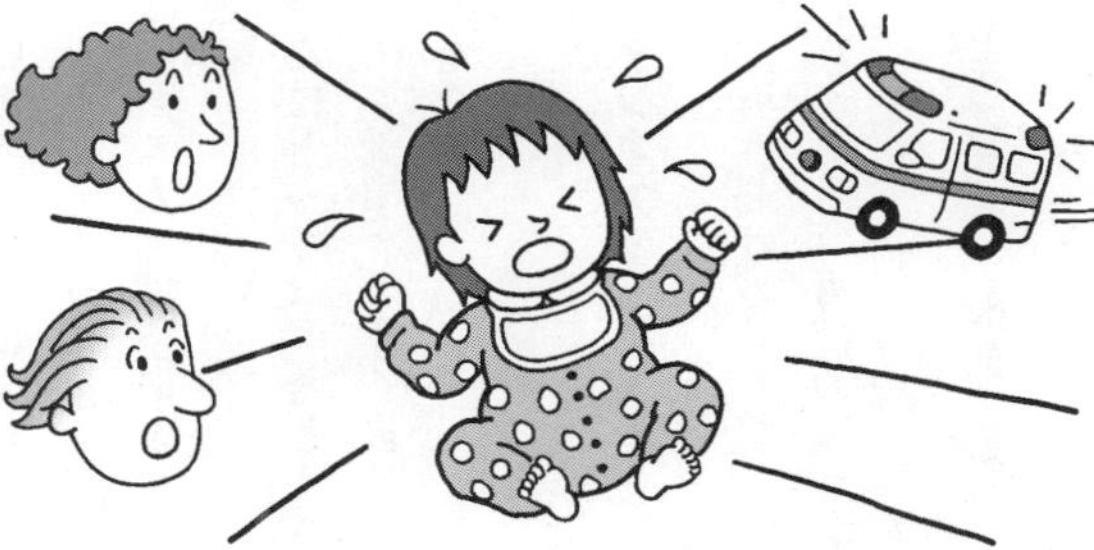

「苦しい・不快」は甲高《かんだか》い泣き声で間合いが短く、そばにいる人も異常にすぐ気づくはずだ。そして「さびしい」は、ヒックヒックとしゃくり上げるように泣く。

もちろん、はっきりとした法則があるわけではないし、赤ちゃんの性格によっても泣き方は変わってくる。

しかしいずれにしても、ひとりでは何もできない赤ちゃんにとっては、たとえささいなことであっても、まさにサイレンを鳴らしたいほどの一大事。今すぐ自分を保護してくれる人に、飛んできてほしいというサインなのだ。

男も女もする「声変わり」。男性だけが目立つのは？

思春期になると訪れる変声期、いわゆる「声変わり」は、男性だけのものだと思われがちだが、実際には女性にも男性と同じように声変わりがある。男性のほうが声の変わり方が顕著《けんちょ》なため、目立っているだけなのだ。

声変わりは、第二次性徴とともに11～14歳ぐらいではじまるのが一般的であり、半年～1年ほど続く場合が多い。

この時期、男性は成長に伴《ともな》って声帯から咽頭《いんとう》までの長さが伸び、喉仏《のどぼとけ》が目立つようになる。声帯の形が前後方向に大きくなって、厚みや幅も増すことにより、話すときの声は約一オクターブも低くなるという。

発声のさい、変声期以前は、男性も女性もいわゆる頭声《とうせい》発声（主に頭部で共鳴させて発する高音域の声）が主体だが、変声期になると、とくに男性は声帯周辺の筋肉のバランスが変わるために、頭声発声が難しくなる。発声が不安定になったり、声が裏返ったりしてしまうため、胸声《きょうせい》、いわゆる地声《じごえ》での発声が一般的になる。一オクターブの差というのは、頭声と胸声の音域の差だともいえる。

いっぽう、女性も成長とともに声帯から咽頭までの長さは伸びるが、男性と違って声帯が前後に拡大することはなく、上下方向の伸びが主になる。話し声は多少低くなるが、それほど目立たないのであまり意識されることはない。

ただ、声の変化はホルモンバランスとも関係しているので、女性の場合は月経のたび、そして更年期《こうねんき》にも声は変化しており、回数で考えると、男性よりも声変わりは頻繁《ひんぱん》に行なわれている。

ところで、変声期とはいったい何のためにあるのだろうか。

その理由ははっきりとわかってはいないが、人間が進化の過程で獲得してきたものであることを考えると、何らかの必然性があったに違いない。

男性なら、敵を威嚇《いかく》したり、戦ったりするさいには太くて低い、よく通る声のほうが、都合がいいだろう。かたや女性の場合は、あまり低くならず高くて優しい声のままでいたほうが、男性にとって魅力的であり、自分を庇護《ひご》してくれる異性を獲得するには有利だった、ということなのではないだろうか。

こうして想像してみると、現在の私たち人間がもっている形質には、すべてにおいて何かしらドラマがあるものなのだ。

えっ！年をとると、高い音が聴こえにくくなるって?!

人間は年齢を重ねるとともに、身体の中のさまざまな機能が衰《おとろ》えていく。聴覚も同様に低下していくのがふつうである。加齢による聴覚の機能低下の傾向として、一般的に高い音が聞き取りにくくなってくるといわれている。

内耳にある感覚細胞には、感覚毛があり、毛の動きがどのような具合か、あるいは、どの部分の毛が動いたかなどを察知して、音の大きさや、高低を感知している。

しかし、年齢を重ねるにしたがって、感覚毛の数は少なくなり、内耳神経や脳の聴覚神経の細胞も減ってくる。

なかでも、とくに高い音が聞き取りにくくなるのは、長い間いろいろな音を聞いてきたことで、高音を聞き取るための細胞が減り、振動数が多い（＝周波数が高い）高音域の音を聞く機能が衰えてくるから。このように聴覚伝達路の老化現象によって、聴力が低下することを「老人性難聴」と呼んでいる。

老人性難聴は、両側の耳に同じように起こるといわれ、言葉を聞き分ける能力や、明瞭《めいりょう》度も落ち、耳鳴りを伴うこともあるという。とくに、さ行、は行、か行などの子音《しいん》は高い音域に属するため、聞き間違えることが多いということも明らかになっている。先天的な性質や生活環境などによって、発症や進行は個人差があり、早い人では四十代で表れてくる人もいるようだ。

私たちは言葉を聞いたときに、脳の中に蓄積《ちくせき》されている語彙《ごい》の中から、瞬時にその言葉を抽出《ちゅうしゅつ》して、その意味を認知している。つまり、老人性難聴で聞き分ける能力が低下するということは、脳そのものの老化が一因ともいえる。

加齢に伴う老人性難聴の要因としては、遺伝学的なもの、騒音を浴び続けてきたこと、喫煙・運動などの生活様式、疾患《しっかん》的なことなどが複雑にかかわって聴力障害につながっているようだ。

なかでも、長い期間、騒音を聞き続けることは、高音域の聴力の低下にもっとも影響を及ぼすと考えられている。長い間の悪影響の蓄積が、やがて障害を引き起こすようになるのだから、若いうちからでも注意したい。

年をとると、なぜしわがれ声になる?

見ず知らずの人と電話で話すとき、私たちはある程度、相手の年齢を推察できる。それは、加齢に伴う人間の声の変化や特徴を経験的に知っているからだ。

声の変化は、発声器官が加齢によって変化するために起こる。そのほかにも、内《ない》分泌《ぶんぴつ》の変化や喫煙状況、健康状態、それに年齢が上がるにつれ、高齢者独特の話し方になってくることなども、声の老化には影響するようだ。

声は複雑な仕組みで生み出される音であり、それには高さや大きさ、長さ、音色といった要素が含まれる。高齢になると、そういった要素にも変化が出てくるのだ。

高さでは、発声できる最高音から最低音までの幅が狭くなる。肺から空気を押し出す力が弱くなることもあり、音圧、つまり大きさも最小音から最大音の範囲が狭まるし、声の持続時間も短くなる。また、音色は安定しなくなり、揺らぎが大きくなる。声が震《ふる》えたり、息もれが起こったりするほか、話しているときに子音の発声が曖昧《あいまい》になり、語尾がはっきりしない印象になる。

　こういった変化は50歳ごろから出てくるが、個人差があるので、それまでいかに正しい発声をしてきたかでも大きく違ってくる。

　年齢を重ねると、粘膜上皮《ねんまくじょうひ》、粘膜固有層、筋層などの声帯を形成している組織においても、硬さや質量が変化する。また、筋肉が衰えるので声帯は締まりがなくなり、さらに咽頭部から発声時に出される分泌液の量が減少して、その粘性も変化する。

　加齢による声の変化を男女で見てみると、高齢者の男性の声帯は薄く硬くなり、声は高くなる傾向にある。いっぽう、女性の声帯はむくむので、質量が増して周波数が低くなる。つまり、女性は声が低くなるのだ。

　ちなみに、人間の声の老化がはじまるのは25歳を過ぎたころ。曲がり角は意外に早くやってくる。喉《のど》を若々しく保つためには、早めのケアが大切だ。

加齢にともなう声の変化

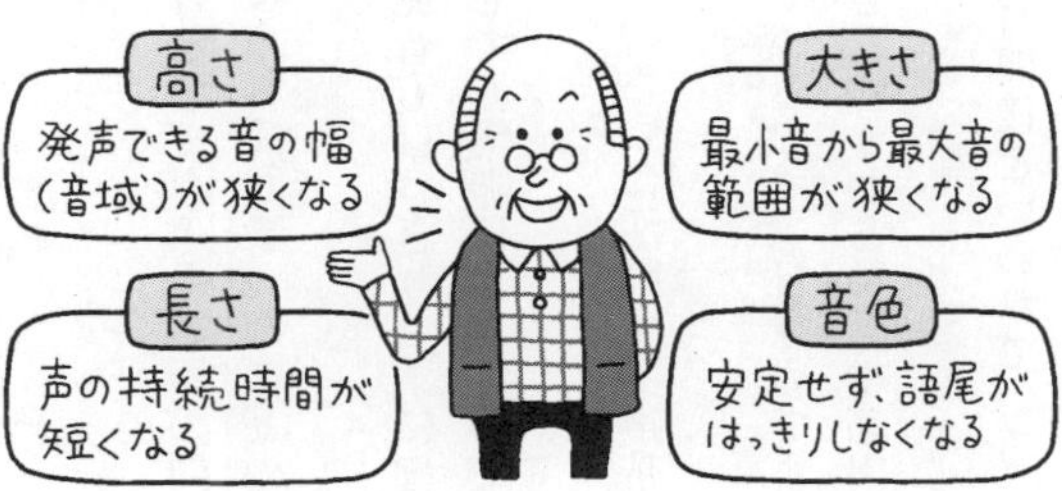
高さ
発声できる音の幅（音域）が狭くなる
大きさ
最小音から最大音の範囲が狭くなる
長さ
声の持続時間が短くなる
音色
安定せず、語尾がはっきりしなくなる

“寝ぼけ声”を早くなおすテクニック

朝、起き抜けの声はどうしてもぼんやりしてしまうもの。

寝ていて電話で起こされたときなど、どんなにごまかそうとしても、受話器の向こうの相手からは、「あ、今寝てたでしょ?」と、言い当てられてしまったことのある人も多いのではないだろうか。

寝ぼけ声は強さや高さの幅がなく、一本調子なうえに、発音もはっきりせずにぼんやりして聞こえる。これは寝起きに力が入らないのと同じで、実際に目が覚めていても、頭や喉はまだ覚醒《かくせい》しきっていないからだ。

脳の中枢《ちゅうすう》や末端の筋肉が正常に働いていないため、発声のさいに活動する声帯の周りの筋肉も十分に活動しない。

また、自律神経の働きも睡眠中と覚醒してからでは違っているので、目覚めてすぐはその働きの切り替えがスムーズにはいかず、声帯の動きにかかわる神経や筋肉がうまく働かないのだ。

しっかり声を出せるようになるのは、目覚めてから1~2時間後といわれている。

だが、きちんとしたウォーミングアップをすれば、朝起きたばかりでも本来の声を出すことができる。

たとえば、朝起きたらラジオ体操やストレッチをして身体を動かしたり、朝風呂に入ったりするのもいい。血管が開いて体内の血液循環が活発になるからだ。

また、適度に水分を取るほかに、コーヒーや紅茶など、血管を拡張させる作用のあるものを飲むのも効果的。これらが朝によく飲まれるのは、喉だけでなく、身体のさまざまな部位を目覚めさせるという意味で、理にかなっているのだ。

ただ、朝起きていきなり喉を酷使《こくし》しすぎるのは逆効果。無理矢理声を出そうとすると、声が枯《か》れてしまいかねない。

まずは身体全体を軽く動かしてウォーミングアップし、それから徐々に声を出して、喉のウォーミングアップをする、という手順をお忘れなく。

「大声大会」で勝つコツがある！

地域のイベントなどでよく開かれている大声大会。これに勝利するためのコツはあるのだろうか？

攻略法としては、まず、この種の大会で、どうやって「大声」を測っているのかを知ることだ。

ふつうに観客として聞いている場合、大会でみんなが大声で叫んでいても、その差がどこにあるのかはいまひとつよくわからず、どうやって順位をつけているのか、はっきりしない印象がある。だが、順位はきちんと数値ではじき出されている。

その数値というのは、計測するマイクにかかる力（振動）によるもの。マイクに振動が強く伝わるということは、声が拡散せず、遠くまでしっかり通るということになり、大声だと判定されるわけだ。

つまり、高い数値を出すためには、マイクに対し集中して振動を伝えるよう、声を出せばいいということになる。

では、そのような声を出すためにはどうすればいいか？　簡単にいうと、それは「おなかから声を出す」ことだ。腹式呼吸で横隔膜《おうかくまく》を下げておなかと肺に空気をたくさん吸い込み、気管（空気の流通する管）で共鳴させるようにして声を出すこと。

また、気管は長さや形状が一人ひとり違い、それによって共鳴しやすい声の高さ（周波数）も違うから、自分に合った高さの声をきちんと知っておくことも大切である。

さらに、大声大会では自分の好きな言葉を叫ぶものが多いが、この言葉選びも重要だ。口を開けて大きな声を出せる、「あ〜」や「お〜」が入っている言葉を選ぶこと。反対に、「い〜」や「ん〜」が入っていると、口が閉じられた状態になってしまって非常に不利になる。

口を大きく開けて、思い切り大声を出すのは気持ちがいい。ストレスに起因する肩こりなどにも効果的だ。大声大会に勝つためだけではなく、健康法としてもおすすめなので、たまには絶叫マシンやスポーツ観戦などを利用して、思う存分に叫んでみてはいかがだろうか？

ヘリウムガスとは反対に「声が低くなるガス」はある？

吸い込むとアヒルのような甲高い声になり、パーティーグッズとして人気のあるヘリウムガス。これとは反対に、吸い込むと声が低くなるガスというものは存在するのだろうか？

その前に、なぜヘリウムガスを吸うと声が高くなるのか説明しておこう。これには、気体がもつ密度が影響している。声の高さは、気体の密度による音速変化に左右されるもので、密度が低い空間ほど、声は高くなる。

ヘリウムは、広告用バルーンや天体観測用気球に利用されるほど浮揚力《ふよう》がある。つまり、ふだん私たちの周りにある空気よりもずっと軽くて密度が低い。このため、吸い込んだ状態で発声すると、声を響かせる声帯から声道、口までの空間における気体の密度が低くなり、声が高くなるというわけなのだ。

このことから、声を低くするためには、反対に密度の高い気体を吸い込めばよいということになる。

空気の密度は約1・2kg／㎥なので、これより密度が高く、通常の気圧・気温で気体であるものを考えると、密度が約5・9kg／㎥のキセノンや、約9・7kg／㎥のラドンが当てはまる。どちらも空気よりかなり密度が高いので、効果が期待できそうなのだが、キセノンは麻酔作用があり、大量に吸い込むのは危険だ。

また、ラドンのほうはわずかではあるが放射性がある。どちらも遊びのために使えるようなものではない。

効果が期待でき、なおかつ安全面でも問題がなさそうなものを考えてみると、密度が約3・7kg／㎥のクリプトンになりそうだ。

キセノン、ラドンほどではないが、空気の約3倍の密度があるので、吸い込めば聞いてはっきりわかる程度には声が低くなるはず。ただ、商品化されたとしたら、ヘリウムよりは高価になる可能性が高い。

ちなみに、商品化されているヘリウムはもちろん人体に無害だが、これは酸素と混合されているもの。純粋なヘリウムのみを大量に吸引すると窒息《ちっそく》を起こす危険がある。ガスは安全性が保証されているものでないかぎり、決して遊びで使わないようにくれぐれもご注意を。

声をコントロールする知恵

ギョッ! ナメクジを飲むと声がよくなる?!

想像しただけでもご勘弁《かんべん》願いたいと思ってしまうが、「ナメクジを飲むと声がよくなる」という、古くからの民間療法がある。梅干しやはちみつなどと同じように、ナメクジは喉によいものとされているのだ。

ナメクジは、分類学的にはカタツムリの一種。そう思えば、カタツムリはエスカルゴとして立派な料理になるので、少し気が楽になるかもしれない。が、やはりそうはいっても、気軽に試してみようという気には、なかなかなれない。

それにしても、なぜそのような療法が伝わっているのだろうか。ナメクジは湿ったところを好む生き物だから、このあたりに理由があるのだろう。実際、喉を痛めたときは〝湿度〟が治療のかぎになるからだ。

喉を痛めているときは、声帯の間に隙間ができてしまっていたり、声帯が荒れていたりして左右が同じように振動せず、雑音混じりの声になってしまう。

そんなときは、いくら練習しても逆効果になるばかりなので、とにかく喉を休めるのが肝要《かんよう》。話をするのもできるかぎりセーブして、沈黙するにかぎる。

もうひとつ、喉のために効果があるのは、歌ったり話したりする前にうがいをすること。

声帯にはたくさんのしわがあるが、うがいで喉を潤《うるお》すことによってそのしわに水分が行きわたり、声帯の動きを滑《なめ》らかにすることができる。結果的に、発声がスムーズになって声がよくのびる。

最近では加湿器も普及しているので、これを活用す

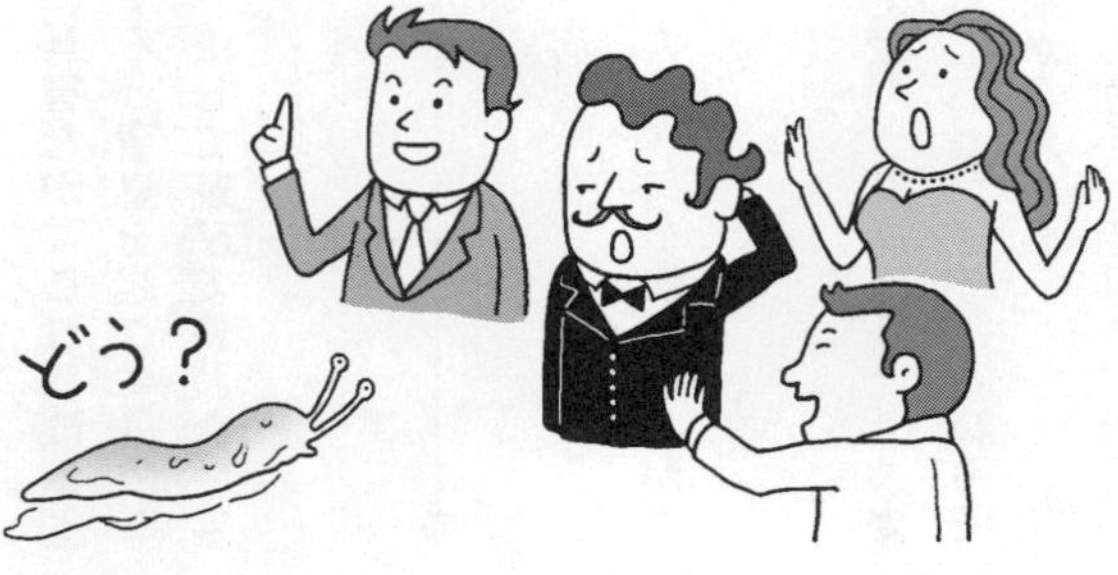

るのもいいだろう。

喉のトラブルを抱えてしまったら、とにかく喉を十分に休めて、乾燥を防ごう。これなら実践するにも、ナメクジよりもずっとハードルが低いのでおすすめだ。

しかし喉と湿気の関係を考えると、想像するだに遠慮したいナメクジ療法も、論拠自体は荒唐無稽《こうとうむけい》というわけではないのかも?

下手な歌を歌うと、なぜ「ぬかみそが腐る」といわれる?

若い人にはあまり馴染《なじ》みがないかもしれないが、「ぬかみそが腐る」とは、下手な歌を歌ったときや、おかしな声を出したときに、周りの人がいう言葉。たしなめたり、からかったりする意味で使う。そこで疑問。下手な歌とぬかみそにどんな関係があるというのか?

かつてはどこの家庭にもぬか床《どこ》があり、それぞれ家庭の味をもっていた。ぬかみそづくりの基本は、できるだけ空気にふれさせて分解菌の活動を促《うなが》し、熟成させること。そのため、ぬかみそを仕込むときには、桶《おけ》のふたを取ったまま庭など外に出しておき、時間を見ては何度もかきまぜる、というのが当たり前の風景だった。

しかし、ぬかみそはゴミが入ると雑菌が繁殖し、台無しになってしまう。そこで、ぬかみそづくりを担《にな》っていた主婦たちは、風が吹くと大声で隣近所にも知らせ、ゴミが入らないよう、大慌てで桶にふたをしていたのだ。

このときの必死の大声が転じて、下手な歌を歌うと「ぬかみそが腐る」といわれるようになった次第。生活習慣の変化とともに、さびしいことだが、消えつつある言い回しなのかもしれない。

音痴をなおす、とっておきの方法がある！

歌うことが苦手で、コンプレックスをもっている人は案外たくさんいるのではないだろうか。

じつは、音痴《おんち》にはリズム音痴と音程音痴の2種類がある。音痴で悩む人は、まずは自分のタイプを把握《はあく》すること。そして、それぞれに応じたやり方で練習をすれば、必ず克服できるはずだ。

まずはリズム音痴のなおし方から。

リズム音痴は、歌っていると曲のテンポについていけなくなってしまい、どんどん歌がずれていってしまうタイプだ。この手の人は手拍子やダンスも苦手なようだが、矯正《きょうせい》は比較的楽にできる。歌はあとにして、ひとまず手拍子を徹底的に練習すれば、だんだんリズムをとるのに慣れ、歌のテンポにもついていけるようになる。

少々難しいのが、音程がとれないタイプの音程音痴だ。

歌が上手な人は、聞いた音をきちんと認識し、同じ音を自分でも出すことができる。発声器官をどうコントロールすれば自分が思った音になるのか、把握できているからだ。

歌が特別うまくはないが、まあ人並みには歌える、という人の場合は、出したいと思う音に見当をつけてひとまず発声し、その音を聞きながら調整して目指す音に近づけていく。

これが音程音痴になると、なかなか自分が思っている音に調整できない。また、音程がとれても、それを一定に保つことができず、すぐに乱れてしまう場合が多い。どうしてそうなってしまうのか？　ひと言でいえば、耳が悪いのである。つまり、自分が今、どの音を出しているのかを認識できていないのだ。

この状態を乗り越えるには、ほかの、できれば歌の上手な人に自分の歌を聞いてもらい、音程がずれるところを指摘してもらうのが効果的。

また、ピアノがあるなら、「ド、レ、ミ……」と音に合わせて発声の練習をしていけば、正しい音程が自分でわかるようになる。慣れてきたら、簡単な曲を、歌詞でなく、すべてドレミファソラシドで歌ってみると、音程がよりはっきりつかめるようになる。

いずれにしても大事なのは、自分の声と音楽の両方をしっかり聴いて、音を確認しながら歌うこと。これがきちんとできていれば、おのずと音程もしっかりしてくるはず。あとは自信をもって、とにかく楽しく歌うのみだ。

カラオケをうまく歌うために必要な条件とは？

飲み会のあと、みんなでカラオケに行ってマイクを握ってみたものの、なかなか思うように声が出なかった、という人も多いのでは？

いい声を出すためには、発声器官のそれなりのケアと準備が大切。しっかり発声するためには、声帯がしなやかに動き、粘膜《ねんまく》が適度に湿った状態でなければならない。粘膜を潤している粘液は、吸い込んだ空気の温度を調節したり、湿度を適切に保ったりといった役割をもっている。発声にもっとも適している条件は、温度は22度前後、湿度は50～60パーセントだという。

冷暖房を使っていることが多い日常生活では、室内外の温度差が激しく、発声器官の温度や湿度を一定に保つことが難しい。湿度が少ないと粘膜が乾いてしまうし、多すぎると今度はむくんで、こもった声になってしまう。

それを防ぐためには、マスクをしたり、冬は加湿器、夏は除湿器を使ったりというケアが必要だ。

食事についていうと、歌うとエネルギーを消費するので、腹ぺこ状態はよくないが、食べすぎるのも禁物《きんもつ》。満腹だと神経が鈍《にぶ》るうえに呼吸も乱れてしまうので、歌いづらくなる。

また、水分をとることは必要だが、気をつけなければならないのは、冷たいもの。発声器官は急激に冷やされると、粘膜が収縮して緊張した状態になってしまう。常温の水分を適度にとるのがよいという。

カラオケにつきもののアルコールは、飲みすぎた翌日は声が低くなることからもわかるように、喉にはあまりよくない。アルコールの摂取によって粘膜が充血した状態で歌うと、粘膜を痛めてしまう。

長期間そのような状態が続くと粘膜は柔軟性を失って声が枯《か》れ、もとに戻らなくなることもある。飲酒はほどほどにすることだ。

また、いうまでもないが、タバコは喉にとって最悪のもの。声枯れの原因になるだけでなく、ひどい場合は声帯がむくんでしまうので、くれぐれもご注意を。

ほかに大切なポイントというと、睡眠がある。睡眠が十分なら発声器官の筋肉や神経も休まり、疲れがとれるので、いい発声のためには大切だ。

ただし、寝すぎてしまうと起床後の寝ぼけ声がなかなかおらないので、こちらもほどほどに。そしてストレスを抱え込まないよう、精神的に安定した状態でいることも大切だ。

結局のところ、カラオケでいい声を出すためには、心も身体も健康で、お酒も飲んでいないという、しごく真っ当だが、じつは非現実的な（？）条件をクリアしなければならないのである。

発声や歌唱には腹式呼吸がいいといわれるのは、なぜ？

演劇や合唱の練習では、必ずといっていいほど「腹式呼吸をしなさい」と指導される。一般的にも、いい発声をするには腹式呼吸が必要というイメージが定着しているが、なぜ腹式呼吸がよいのだろう。

呼吸法には、胸式呼吸と腹式呼吸の2種類がある。呼吸は肺を出入りする空気の運動だが、その運動方法の違いで分けられているわけだ。人間の肺と腹の間には、横隔膜《おうかくまく》という筋肉性の膜がある。この横隔膜は、収縮したり弛緩《しかん》したりすることで肺の呼吸を助ける役目をもっており、深い呼吸をすることにかかわっている。

胸式であれ腹式であれ、呼吸は肺に空気を入れて膨《ふく》らませるという点では同じなのだが、じつは、そのときの肺の膨らませ方が違っているのだ。

胸式呼吸では、肋骨《ろっこつ》についている肋間筋《ろっかんきん》という筋肉が作用している。この筋肉の働きで肋骨が引き上げられ、胸郭《きょうかく》が広がると、肋骨の内側にある肺もいっしょに広がるため、肺の中に

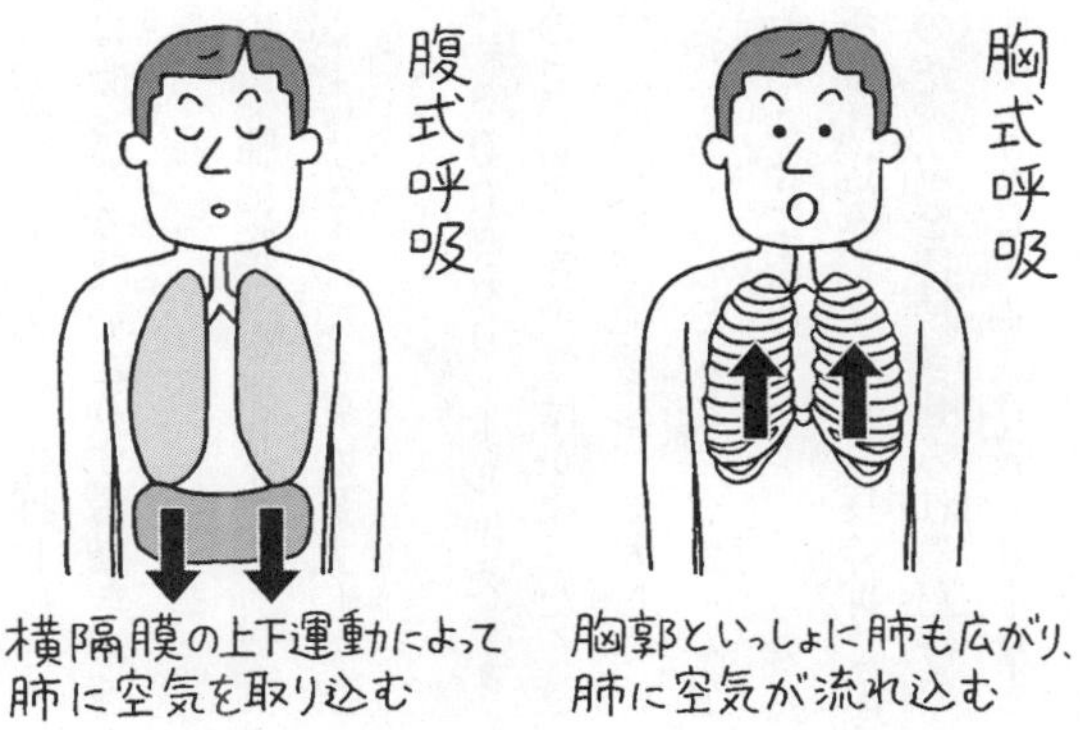
胸式呼吸
胸郭といっしょに肺も広がり、肺に空気が流れ込む
腹式呼吸
横隔膜の上下運動によって肺に空気を取り込む

自動的に空気が流れ込む。

反対に肋骨が引き下げられると胸郭が収縮し、肺の空気が呼気として押し出されるという仕組みで呼吸が行なわれる。胸式呼吸では吸ったり吐いたりする動きが速く行なわれるので、浅い呼吸となるわけだ。

いっぽう、腹式呼吸では、横隔膜の上下運動によって肺に空気を取り込んでいる。横隔膜が収縮して下がることにより、胸郭の底面部も下がるので、肺が拡大して空気が流れ込む。

横隔膜が1センチメートル下がると、肺の容量は約300ミリリットル増えるが、横隔膜は最大10センチメートル程度まで上下するので、腹式呼吸ではかなりたくさんの空気を取り込むことができる。息を吐くときには横隔膜が弛緩し、拡大していた胸郭がもとに戻ろうとすることで空気が押し出されるが、もともとたくさんの空気が肺にあるので、ゆっくりと深い呼吸が行なわれることになる。

腹式呼吸は、このように素早く多くの量の空気を取り込み、ゆっくり長く押し出すという仕組みだからこそ、発声には適しているのだ。声を持続させられるだけではなく、高さや強弱、音色のコントロールもしやすくなるし、胸式呼吸より声量も大きくなる。

腹式呼吸は発声にいいだけでなく、リラックス効果もある。緊張したときは、ぜひ、腹式呼吸で深呼吸してみよう。

背の高い人ほど音域が広いのは、「声帯」と関係あり！

男性の声が低く、女性の声が高いのには、さまざまな身体的な違いが関係しているが、もっとも大きいのは声帯の長さの違いだ。

日本人では、声帯の長さというのは成人男子で17〜23ミリメートル、成人女子では12・5〜17ミリメートル程度。これは体重とは関係がないが、ほぼ身長に比例して長くなるもので、子どもは女性よりさらに短い。

また、声楽家で見ると、男性でもバスはテノールより声帯が長く、女性ではアルトがソプラノよりも声帯が長い傾向があるという。

実際、コーラスグループなどでは、低音のパートを受け持っているのはたいていの場合、大柄な人である。

ただ、長い声帯をもっている人は、もともとの声質は低い傾向にあるが、声帯や発声にかかわる筋肉のコントロールの仕方によっては、高い声を出すこともできる。

いっぽう、声帯の短い人は、当然高い声を出すことは容易にできるが、訓練によって低い声を出すのは非常に難しいというのだ。

これはどういうことなのかというと、発声のさいは、声帯を弛緩させたり収縮させたりして声道をつくり、そこを通る空気によって声帯を振動させる。

声帯をどのように開閉させるかによって振動させる部分の長さを調整して、音の高低をつけているわけだ。

振動させる部分は狭いほど、声が高くなる。そのため、訓練により、もともともっている長さの声帯を徐々に狭《せば》めていき、高い声を出すようにコントロールすることは可能なのだ。

ところが、声帯そのものを今ある以上に長くすることはできないので、声の低いほうへ音域をのばしていくことには限界がある。よって、一般的に背の高い人のほうが音域は広いということができるわけだ。

声帯の長さによって限界はあれど、訓練をすればある程度、声のコントロールは可能。若いときにピークに達するスポーツと違い、歌声のピークは40歳といわれている。ある程度の年齢になっても、歌唱力はまだまだ上達できる。歌声を磨きたいなら、ボイストレーニングを受けてみるのもおすすめだ。

どうして裏声だと、地声ではムリな高い声が出るの？

私たちがふだん話をしているときのような、自然な状態の声を「地声」という。地声の状態で、「ドレミファソラシド」と、だんだん低音から高音に上げて発声していくと、ある地点でもうこれ以上は声を出せなくなってしまう。

しかし、そこで地声から「裏声」に切り替えれば、またある程度まで高い音を出すことができる。このとき、声帯の使い方はどのように違っているのだろうか。

地声で発声するとき、声帯は全体が大きく振動している。音程調節をするときも、声帯を大きく開閉させる運動が行なわれる。

これが裏声になると、声帯は後ろ側が開いて、前の側だけが閉じた状態になる。

そして、その閉じた部分だけを振動させることで、高い音を出すことが可能になるというわけだ。

なぜこのように動くのかというと、低音を発声する場合、声帯はあまり振動しないので、声帯の開閉を楽に行なうことができる。

しかし、高音になると振動数が増えるので、声帯や発声にかかわる筋肉に負担がかかり、開閉運動についていけなくなってしまうのだ。

無理に行なおうとすると痛めてしまうので、声帯はその一部だけを振動させる、つまり裏声を出すことで、なんとか高い音を出そうとしているわけだ。

裏声になると、音の響き方も地声とは違ったものになり、なかには別人のような声を出せる人もいる。地声のような力強さはなくなるが、その分、繊細な美しい表現ができるので、ひとりの人間が歌う歌のなかに、さまざまな彩《いろど》りをつけることができる。

地声から境目がわからないようにスムーズに切り替えたり、地声のなかに巧《たく》みに織り交ぜたりすることで、歌に強弱をつけたり、美しさを際立たせたりすることができる裏声。

声帯が自己防衛のために編み出したともいえる反応が、こんなにも歌を魅力的にしてくれる

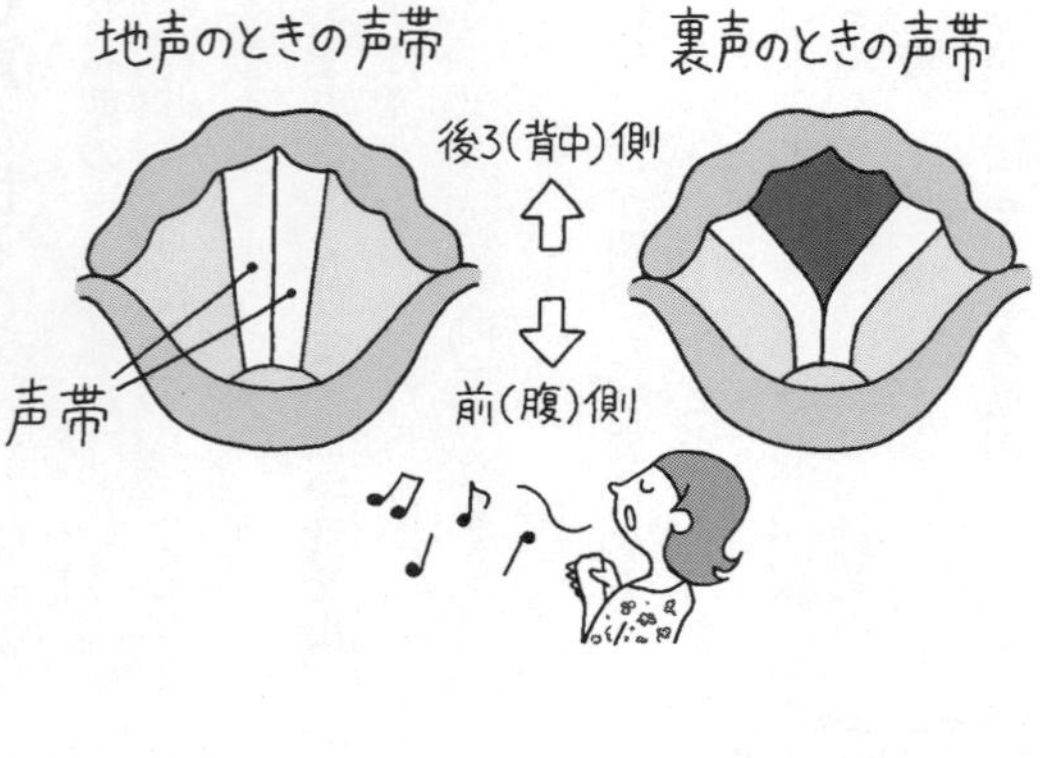

のだから、面白い。

えっ！一人で同時に2つの音を出す歌い方がある?!

腹話術師は、ひとりで自分と人形の2種類の声を出すことができるが、同時に自分と人形の声を出すことはできない。ところが、歌の世界では、ひとりで同時にふたつの音を出す歌唱法があるのだ。

それは10世紀ごろから続くといわれ、モンゴルで伝承されている「ホーミー」という歌唱法。

一定して響く低音と、その低音と調和しつつ、波のように変化していく高音が重なって不思議なハーモニーが生み出されていくもの。

はじめて聞くと、声というよりは、それ自体がひとつの楽器のように聞こえてくるという。

いったい、どのように発声しているのだろうか？　基本となる音は、喉から絞り出すような低い音だ。この音を持続させながら、口腔《こうくう》内部でさらに共鳴させて、第2の高い音を響かせる。

そして、口の開き方や舌の位置を微妙にコントロールすることによって、高音のメロディーを変化させていくのだという。

なぜこのようなことができるのか不思議だが、ホーミーでは、「倍音《ばいおん》」（173頁で詳しく解説）というものを利用している。

人間の声は、さまざまな周波数の音が複雑に組み合わされているが、この多様な周波数のなかには、もとの音の2倍の周波数をもつ倍音も含まれている。ホーミーの歌唱法では、この倍音を共鳴させて高音を生み出しているのだ。

具体的な発声方法を簡単に説明すると、まず口を「ウ」を発音する状態ぐらいに開く。

そして舌先の裏側を上顎《うわあご》の奥のほうにくっつけるようにして、喉全体を軽くふさぐようにする。この状態で喉を詰めた声を共鳴させるのだという。

まあ、言葉で説明するだけではよくわからないし、すぐにできるようになるはずもない。なにしろ、ホーミーをマスターするのは非常に難しく、一人前になるには10年かかるともいわれている。

また、非常に体力を使う発声でもあり、無理に続けようとして肋骨《ろっこつ》を折ってしまった人もいるのだとか。素人《しろうと》は聞いて楽しむだけにしておいたほうが身のためかもしれない。

ちなみに、ホーミーの共鳴音には、人間の耳には聞こえない超音波も豊富に含まれており、アルファ波の放出を促進させる効果がある。そのため、不思議な響きなのに、なぜかリラックスする。

モンゴルの遊牧民たちはホーミーを家畜《かちく》に聞かせることもあり、とくにラクダは、聞かせると涙を流すこともあるそうだ。癒《い》やしの効果は、人も動物も共通ということなのだろう。

「絶対音感」と〝音楽の才能〟は、じつは関係ない！

ある音を聞いたときに、基準音なしに高さを言い当てたり、楽器で演奏したりできる能力のことを「絶対音感」という。

絶対音感があると、踏切の音やパトカーのサイレンの音でさえもドレミの音階で聞こえるともいわれ、音楽的に選ばれた人だけがもつ特殊能力のようなイメージがある。

しかし実際は、絶対音感をもつことが、優れた音楽家としての必須条件であるとはいえない。

音楽をやっていくうえで有利な面も多いが、必ずしも成功が約束されているものではないし、このような能力をもっていなくても、素晴らしい演奏家や作曲家はたくさんいる。

絶対音感をもたない場合、ある音を単体で聞いてもそれがどの音程なのかはわからず、基準の音が別に与えられたときに、それと比べて高いか低いかという認識をする。

これに対して、絶対音感があると、一般的に1オクターブの12音に対して絶対的な感覚をもっているので、聞いた音をその場で楽譜《がくふ》に起こしたり、初見《しょけん》の楽譜で正しく歌ったりすることは比較的容易だ。

しかし、むしろこの能力のために、苦労する場合もある。

平均律の12音に当てはまらない中間音を含むメロディーの場合、たとえば「ド」と「ド♯」のちょうど中間に位置する音が入っていると、一般の人は一連の音の相対的な高さからメロディーを認識できる。

だが、絶対音感を手がかりにする人は、12音のどれにも当てはまらないので、メロディーを誤認したり、認識に時間がかかったりしてしまうという。

1オクターブ中の音はつながって構成されていて、世の中の音を、すべて12音に振り分けるということはできない。

また、音程をずらすと曲の雰囲気《ふんいき》が変わり、別の魅力が生まれることもある。絶対音感をもつ人のなかに、12音で構成された曲でないと気持ち悪く感じてしまう人がいるのは、音楽を楽しむうえでは不幸なことだといえる。

音楽とは、多様な高さや長さをもった音が組み合わされたもの。絶対音感は音を聴き取ることの、さらに部分的な能力でしかない。

メロディーを生み出す感性や、そのメロディーを魅力的に表現する歌唱や演奏の能力がなければ、音楽家としては意味がないのだ。

絶対音感を身につけさせるには幼児期の音楽教育が大切といわれ、とくに日本では、そのための教育が盛

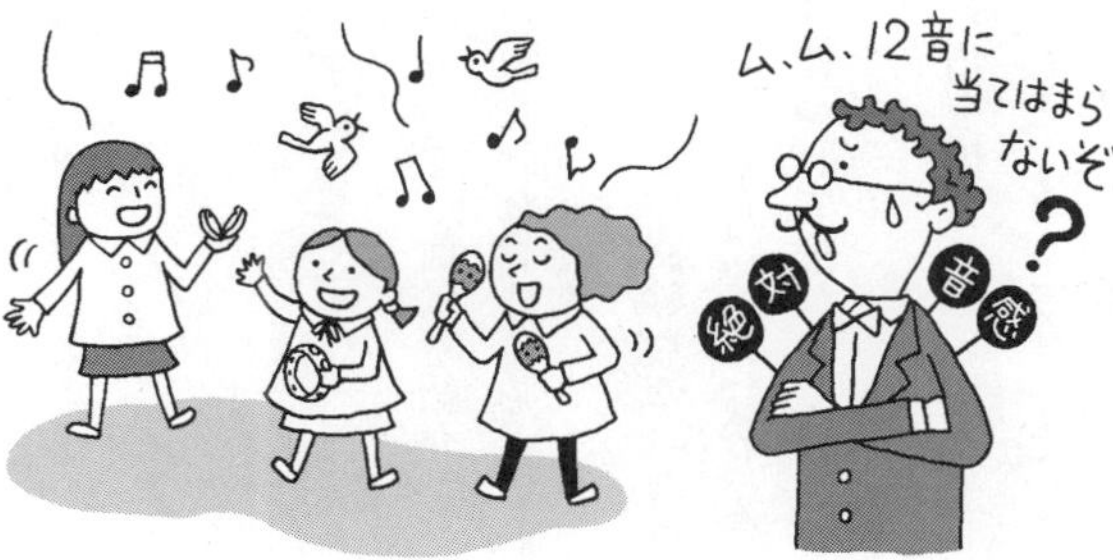

んに行なわれる傾向にある。

しかし大切なのは、絶対音感をうんぬんする以前に、音楽の楽しさ、豊かさを教えてやることにあるはずだが。

あの有名歌手は、「1／fゆらぎ」の声をもっているって?!

人をリラックスさせる効果があるといわれる「1／fゆらぎ」。前にも紹介したように、人間の心拍や小川のせせらぎ、走行中の電車の揺れなどに含まれるといわれている。

規則正しいリズムと、規則性のないランダムなリズムの中間で、微妙なゆらぎをもつリズムとされ、これを聞くと脳でアルファ波が放出されて、人は快適に感じる。

1／fゆらぎの定義は難しいが、音の周波数が低くなるにつれて揺れの度合いが大きくなる性質をもっている。

楽器の場合、たとえばバイオリンの演奏で弦《げん》を押さえる指を揺らすとビブラートが生まれ、同じ音でも音色に変化がついて、より魅力的になる。ビブラートというのはひとつの音の中で音程がかすかに動くもので、ゆらぎをもっているといえるが、これを意図的に1／fゆらぎにするのは非常に困難なのだ。

しかし、声そのものに1／fゆらぎをもっている人も、まれに存在する。ナレーターとしても名高い、俳優の森本レオである。

いかにも癒やし系の心地よい声の持ち主だが、彼の声には1／fゆらぎが含まれているとしてよく引き合いに出される。

そして、歌手でいえば、あの美空ひばりの歌声に含まれるビブラートには、1／fゆらぎが認められるのだそうだ。

現代の歌手で1／fのゆらぎの声をもっているといわれるのは、宇多田ヒカル。シンガーソングライターとして、絶大な人気がある彼女の作品がもつ独特のグルーヴ感は、1／fゆらぎの効果ともいえる。

そもそも、1／fゆらぎは心拍などの生体リズムにも含まれるといわれるのだから、私たちは本能的にそのリズムを知っているはず。そして、だからこそ、このリズムを心地よいものと感じるのだ。

1／fゆらぎをもつ曲や声は、作品づくりのさいや歌うときに、それを生み出す人みずからが、心地よいという感覚をふくらませていった結果といえるのかもしれない。

しかし、このリズムは、意図してトレーニングしたからといって身につけられるものではない。

そこもまた、天性の才能として、私たちが引きつけられる理由のひとつといえるかもしれない。

未来に残したい〝音の景色〟

私たちはさまざまな音と共生して暮らしている。寺院や教会の鐘の音、祭りの音、動物や鳥の声、川のせせらぎ、汽笛の音など、風景と音が心と身体に溶け込むように刻み込まれている場所が日本各地にはたくさんある。それは子どものころを思い出させ、懐かしさを感じさせてくる〝音の風景〟といってもいい。

ここにあげたのは、1996年に当時の環境庁（現・環境省）が選定した「残したい日本の音風景100選」。いつまでも残しておきたい〝いい音の聞こえる風景〟である。

音風景の名称	所在地
オホーツク海の流氷	北海道／オホーツク海沿岸
時計台の鐘《かね》	北海道／札幌市
函館ハリストス正教会の鐘	北海道／函館市
大雪山旭岳《だいせつざんあさひだけ》の山の生き物	北海道／東川町
鶴居のタンチョウサンクチュアリ	北海道／鶴居村
八戸《はちのへ》港・蕪島《かぶしま》のウミネコ	青森県／八戸市
小川原《おがわら》湖畔の野鳥	青森県／三沢市
奥入瀬《おいらせ》の渓流	青森県／十和田市
ねぶた祭・ねぷたまつり	青森県／青森市・弘前市
碁石海岸・雷岩	岩手県／大船渡市
水沢駅の南部風鈴	岩手県／奥州市
チャグチャグ馬コの鈴の音	岩手県／滝沢村
宮城野のスズムシ	宮城県／仙台市
広瀬川のカジカガエルと野鳥	宮城県／仙台市
北上川河口のヨシ原	宮城県／石巻市
伊豆沼・内沼のマガン	宮城県／栗原市・登米市

風の松原	秋田県／能代市
山寺の蟬《せみ》	山形県／山形市
松の勧進《かんじん》の法蝶貝《ほらがい》	山形県／鶴岡市
最上川河口の白鳥	山形県／酒田市
福島市小鳥の森	福島県／福島市
大内宿《おおうちじゅく》の自然用水	福島県／下郷町
からむし織《おり》のはた音	福島県／昭和村
五浦《いつうら》海岸の波音	茨城県／北茨城市
太平山《おおひらさん》あじさい坂の雨蛙	栃木県／栃木市
水琴《すいきん》亭の水琴窟《くつ》	群馬県／吉井町
川越の時の鐘	埼玉県／川越市
荒川·押切の虫の声	埼玉県／熊谷市
樋橋《とよはし》の落水	千葉県／香取市
麻綿原《まめんばら》のヒメハルゼミ	千葉県／大多喜町
柴又帝釈天界隈と矢切の渡し	千葉県／松戸市·東京都／葛飾区
上野のお山の時の鐘	東京都／台東区
三宝寺《さんぽうじ》池の鳥と水と樹々の音	東京都／練馬区
成蹊《せいけい》学園ケヤキ並木	東京都／武蔵野市
横浜港新年を迎える船の汽笛	神奈川県／横浜市
川崎大師の参道	神奈川県／川崎市
道保《どうほ》川公園のせせらぎと野鳥の声	神奈川県／相模原市
富士山麗·西湖畔の野鳥の森	山梨県／富士河口湖町
善光寺の鐘	長野県／長野市
塩嶺《えんれい》の小鳥のさえずり	長野県／岡谷市·塩尻市
八島《やしま》湿原の蛙鳴《あめい》	長野県／下諏訪町·諏訪市
福島潟《ふくしまがた》のヒシクイ	新潟県／新潟市
尾山のヒメハルゼミ	新潟県／糸魚川市
称名《しょうみょう》滝	富山県／立山町

エンナカの水音とおわら風の盆	富山県／富山市
井波の木彫りの音	富山県／南砺市
本多の森の蟬時雨《せみしぐれ》	石川県／金沢市
寺町寺院群の鐘	石川県／金沢市
蓑脇《みのわき》の時水	福井県／越前市
卯建《うだつ》の町の水琴窟《すいきんくつ》	岐阜県／美濃市
吉田川の川遊び	岐阜県／郡上市
長良《ながら》川の鵜飼《うかい》	岐阜県／岐阜市·関市
遠州灘《えんしゅうなだ》の海鳴·波小僧	静岡県／遠州灘
大井川鐵道《てつどう》のSL	静岡県／川根本町
東山植物園の野鳥	愛知県／名古屋市
伊良湖《いらご》岬恋路ヶ浜の潮騒《しおさい》	愛知県／田原市
伊勢志摩の海女《あま》の磯笛	三重県／志摩市·鳥羽市
三井《みい》の晩鐘	滋賀県／大津市
彦根城の時報鐘と虫の音	滋賀県／彦根市
京の竹林	京都府／京都市
るり渓《けい》	京都府／南丹市
琴引浜《ことひきはま》の鳴き砂	京都府／京丹後市
淀川河川敷のマツムシ	大阪府／大阪市
常光寺境内の河内音頭	大阪府／八尾市
垂水《たるみ》漁港のイカナゴ漁	兵庫県／神戸市
灘《なだ》のけんか祭りのだんじり太鼓	兵庫県／姫路市
春日野の鹿と諸寺の鐘	奈良県／奈良市
不動山の巨石で聞こえる紀ノ川	和歌山県／橋本市
那智《なち》の滝	和歌山県／那智勝浦町
米子水鳥公園の渡り鳥	鳥取県／米子市
三徳《みとく》川のせせらぎとカジカガエル	鳥取県／三朝町
因州《いんしゅう》和紙の紙すき	鳥取県／鳥取市

琴ヶ浜海岸の鳴き砂	島根県／大田市
諏訪《すわ》洞・備中《びっちゅう》川のせせらぎと水車	岡山県／真庭市
新庄宿《しんじょうじゅく》の小川	岡山県／新庄村
広島の平和の鐘	広島県／広島市
千光寺驚音楼《きょうおんろう》の鐘	広島県／尾道市
山口線のSL	山口県／山口市・島根県／津和野町間
鳴門《なると》の渦潮	徳島県／鳴門市
阿波《あわ》踊り	徳島県／徳島市他
大窪《おおくぼ》寺の鐘とお遍路《へんろ》さんの鈴	香川県／さぬき市
満濃《まんのう》池のゆるぬきとせせらぎ	香川県／まんのう町
道後温泉振鷺閣《しんろかく》の刻太鼓《ときだいこ》	愛媛県／松山市
室戸《むろと》岬・御厨人窟《みくろど》の波音	高知県／室戸市
博多祇園山笠《ぎおんやまがさ》の舁《か》き山笠	福岡県／福岡市
観世音《かんぜおん》寺の鐘	福岡県／太宰府市
関門海峡の潮騒と汽笛	福岡県／北九州市・山口県／下関市
唐津《からつ》くんちの曳山囃子《ひきやまばやし》	佐賀県／唐津市
伊万里《いまり》の焼物の音	佐賀県／伊万里市
山王神社被爆《ひばく》の楠《くす》の木	長崎市／長崎市
通潤橋《つうじゅんきょう》の放水	熊本県／山都町
五和《いつわ》の海のイルカ	熊本県／天草市
小鹿田皿山《おんたさらやま》の唐臼《からうす》	大分県／日田市
岡城跡の松籟《しょうらい》	大分県／竹田市
三之宮峡の櫓《やぐら》の轟《とどろ》	宮崎県／小林市
えびの高原の野生鹿	宮崎県／えびの市
出水《いずみ》のツル	鹿児島県／出水市
千頭《ちがみ》川の渓流とトロッコ	鹿児島県／屋久島町
後良《シイラ》川周辺の亜熱帯林の生き物	沖縄県／竹富町
エイサー	沖縄県／うるま市

4

「音」を科学したら、意外な効果がわかった――

えっ！超音波で洗濯物がきれいになるって?!

そもそも「音」とは何か

水を目一杯入れた風船を割っても「パンッ!」という音がしないのは?

ゴム風船にどんどん空気を入れて極限まで大きく膨《ふく》らますと、「バァーン!」というものすごい音を出して破裂する。バラエティー番組の罰ゲームなどで、よく目にするシーンだ。

ふつうに膨らませた風船でも、尖《とが》ったもので突いたり急激に押しつぶしたりすれば、「パンッ!」と音を立てて割れる。私たちはこれを「風船が割れる音」として認識している。

では、空気の代わりに水を入れて膨らませた水風船を割ったら、どんな音がするのだろうか?

やってみるとわかるが、「ベシャッ」「バシャッ」という鈍《にぶ》い音がする。

これは中に入っていた水が支えを失って飛び散る音で、それほど大きな音にはならない。大型の風船に大量の水を入れれば、「ザバーッ」とそれなりの水音はするものの、同じ大きさの空気風船を割る音とは比べ物にならないのだ。

そして何より、ゴム風船そのものが「割れる音」については、音がしているかどうかすら、よくわからないはずだ。

じつは「風船が割れる音」は、空気が振動する音なのである。風船を膨らますというのは、風船の中の気圧を高くして、その圧力でゴムを引っ張っている状態にすること。針で突いて穴をあけたり、膨らませすぎて圧力に耐え切れず、ゴムに亀裂《きれつ》が走ったりすると、その穴や亀裂から中にある高圧の空気が勢いよく噴《ふ》き出そうとする。すると、その衝撃で、周りの空気も大きく振動する。台風のときに気圧の違いで強風が吹くのと同じで、大きなエネルギーが生じているのだ。

その結果、大きな音が出る。「風船が割れる音」は風船のゴムの音というより、気圧差による空気の爆発音なのである。

このように音というのは、基本的に物体や物質の①運動エネルギー（風船の場合は中の空気が噴き出そうとするエネルギー）によって、②「媒質《ばいしつ》」（この場合は空気）の圧力が変化するために生じる。

私たちの耳は、媒質（＝空気）を伝わる圧力の変化を振動としてとらえ、音として

音が出るしくみ

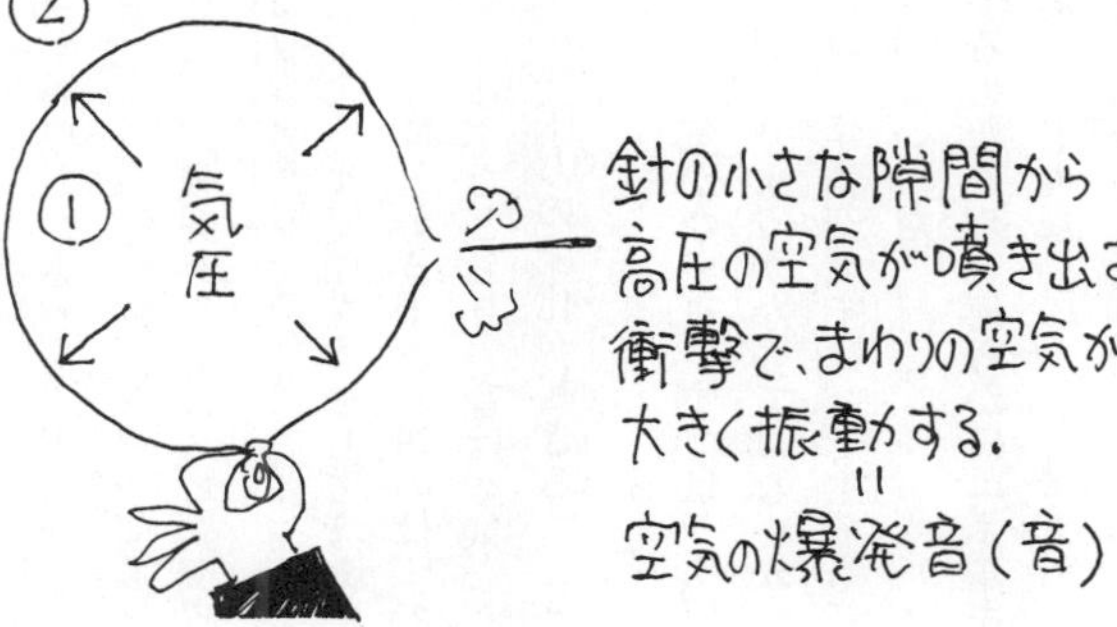
②
①
気圧
針の小さな隙間から
高圧の空気が噴き出す
衝撃で、まわりの空気が
大きく振動する。
＝
空気の爆発音（音）

認識している。その音は、運動エネルギーが大きく、圧力の変化が大きいほど大きくなる。だから、極限まで膨らませた（気圧を高めた）風船や、鋭《するど》い針で一気に穴をあけた風船（小さな出口に空気が殺到《さっとう》する）ほど、大きな音を出して割れるというわけである。

スター・ウォーズの戦闘シーンは〝ウソだらけ〟だって?!

映画の『スター・ウォーズ』や、アニメの『機動戦士ガンダム』などの人気SF作品では、宇宙での激しい戦闘シーンが見どころのひとつになっている。それらのシーンを盛り上げているのが、さまざまな効果音だ。

弾丸やビームを発射する音、それらが炸《さく》裂《れつ》し命中したときの爆発音、あるいは戦闘機が素早く移動し、きりもみ飛行などを見せるときの「ヒュン！」「シュッ！」といった音などが、戦闘シーンにスピード感と迫力をあたえている。

しかし、よくよく頭を冷やして考えてみると、宇宙空間というのは真空のはずである。前項で述べたとおり、音は空気などの「媒質」に「圧力の変化が起きる」ことで生じる。

もともと空気がない真空中では、気圧の変化など起こりようがないではないか。ということは、宇宙空間では、そもそも音が出るはずがないのだ。

戦闘するのだから、何らかのエネルギー変化はあるんじゃないの？　と考える人もいるかもしれない。

しかし、たとえば宇宙空間に置かれた物体にエネルギー変化が生じたとしても、その変化を伝える「媒質」がなければ、振動は起こらない。

振動というのは、エネルギー変化を受けて「媒質」の構成要素（たとえば空気の分子など）の間隔《かんかく》が伸び縮みすることによって、エネルギー変化を伝えていく現象だからだ。

ともかく「媒質」がなければ、エネルギー変化が耳まで伝わってくる道理がない。結論として、宇宙はやはり無音なのである。

もっとも、ウソは音だけではなくて、そもそも空気抵抗がまったくないところで翼をつけた戦闘機が方向転換したり、弾丸を飛ばしたりということ自体がナンセンスではある。

宇宙での戦闘シーンは物理学的に「ありえない」ことだらけで、専門家にいわせると突っ込みどころ満載なのだとか。

だからといって、リアルさを追求するあまり、効果音もなしで物理学的に正しい戦闘シーンを描いたとしても、想像するだに味気ない。

映画やアニメは創作作品なのだから、ウソも方便と割り切って、臨場感あふれる効果音を大いに楽しみたいものだ。

水中と空気中ではどっちが音が伝わりやすい？

音を伝える「媒質」は、空気だけとはかぎらない。水をはじめとするさまざまな液体や、金属などの固体も、媒質となって音を伝えることができる。

前に説明したとおり、振動は媒質の構成要素の間隔が変化することで伝わる。空気なら空気の分子、水なら水の分子が近寄ったり離れたり、あるいは分子自身が膨《ふく》らんだり縮んだりといった変化を起こすことで、振動を伝えていくのだ。

このとき、音が伝わる速さは、媒質である空気や水などの分子の性質や分子間の距離（密度）、それらを変化させる温度などの条件によって変わってくる。たとえば空気中を伝わる音の速度は、空気の温度が高いほど速くなる。

また、音速は計算式では「弾性率÷密度」の平方根（ルート）として求められる。弾性率とは簡単にいうと硬さの尺度で、一般には硬くて軽い媒質のほうが、音をよく伝えるとされている。

さてそれでは、気体である空気と、液体である水とを比べると、どちらが速く音を伝えるのだろうか？

正解は、空気が秒速約340メートル（常温＝20度前後の場合）、水が平均秒速約1500メートルで、水中のほうがずっと速く音が伝わる。また、水のほうがより安定して遠くまで振動を伝えられる。

ダイバーは仲間に危険を知らせるとき、ダイバーナイフでタンク（酸素ボンベ）を叩《たた》いて音を出すが、水中では音が伝わりやすいということを利用しているわけだ。

この水の性質を利用して開発されたのが、超音波ソナーだ。開発のきっかけは、大ヒット映画にもなった豪華客船タイタニック号の沈没《ちんぼつ》事故である。

事故原因となった氷山は、水上の何倍も

の体積が水中にあるため、視覚だけでは避けるのは難しい。そこで、水中にある氷山の姿をとらえる技術が必要とされたのだ。

　その後、第一次世界大戦中に潜水艦が登場したことによって、超音波ソナーの技術は完成し、発達した。現代では、「魚群探知機」の原理として平和的に活用されている。

　イルカが、この超音波ソナーの仕組みを体内にもっているのは有名な話だ。

　エコロケーションとも呼ばれるこの能力を、陸上の動物ではコウモリがもっていて、ほとんど視覚に頼ることなく自分の位置を把握《はあく》している。

　ちなみに、媒質が固体の場合の音速は、鉄などの硬い金属で秒速約5000メートル、コンクリートで秒速約3000メートルとなっている。だが、必ずしも固体の音速が速いとはかぎらず、たとえば多孔質樹《たこうしつじゅ》脂《し》などは、音をほとんど伝えることができない。

男性と女性、山びこがよく響くのはどっち？

超音波でなくとも、音は障害物にぶつかればはね返る。山地で「ヤッホー！」と叫ぶと、「ヤッホー！　ヤッホー……」と山びこ（こだま）が返ってくるのも、対向する山肌に声が反射するためだ。大草原や大《おお》海原《うなばら》で「ヤッホー！」といっても、はね返るものがないので、決して山びこ（海びこ？）は返ってこない。

　このとき、「ヤッホー」という声は男性の低くて太い声のほうが、よりしっかりとした山びこが返ってくる。イメージ的には女性の甲高《かんだか》い声のほうがよく響くような気がするが、じつは低い声のほうが山びこ向きなのだ。これにはちゃんと理由がある。

声が高い・低いというのは、音の「周波数」の違いによる。周波数とは、1秒間あたりの振動数のこと。同じ時間にたくさん振動すれば（＝周波数が高ければ）、高い音が出て、振動回数が少なければ（＝周波数が低ければ）、低い音が出る。

周波数の単位は、電波の単位でもおなじみのヘルツ（Hz）。振動の伝わりというのは、物理学的にいうと「波動」として表すことができる。すでに前項で何げなく「超音波」という言葉を使ったとおり、音は波として表すことができるのだ。

このとき、波で表した音の山から山（あるいは谷から谷）までの1サイクルを音の

男女の声（音）の波長

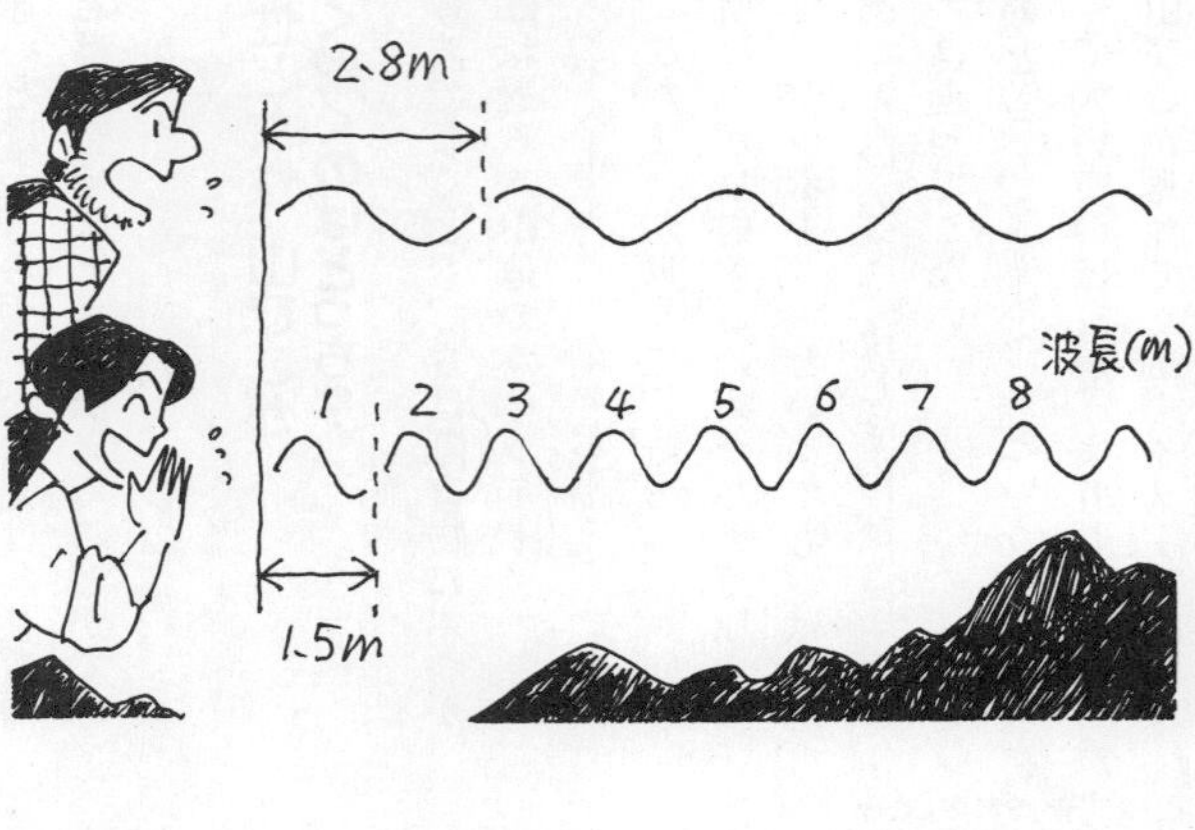

「波長」という。音速と波長と周波数には「波長＝音速÷周波数」という関係がある。気温20度での空気中での音速はおよそ秒速340メートルである。

仮に周波数が340ヘルツなら波長は1メートル、34ヘルツなら波長は10メートルとなる。周波数が高い波は細かい波であり、周波数が低い波はゆったりと大きな波形を描くわけだ。

一般に空気中を音が伝わるとき、空気抵抗などによってしだいに振動のエネルギーが失われて音が弱まり、最後には聞こえなくなる。

これを音波の「減衰《げんすい》」といい、周波数が高い音、つまり細かくたくさん振動する音ほど減衰しやすい。だから甲高い声よりも低い声のほうが遠くまで届くことになり、山びこ向きだというわけだ。

男性と女性の声を比較してみると、女声の周波数は225ヘルツ前後で波長は約1・5メートル、男声は120ヘルツで波長約2・8メートルといわれている。

この数字からも、男性の声のほうが波長が長いので山びこ向きということがわかるだろう。もちろん声の高さは性差だけでなく個人差も大きいから、一概にはいえないが。

コップに水を注ぐと、なぜだんだん音が高くなる？

コップの中に水道の蛇口から水を注いでいくと、最初はゴボゴボという感じの低い音だったのが、水がたまって口に近づいていくほど、トクトクという高い音に変わっていく。

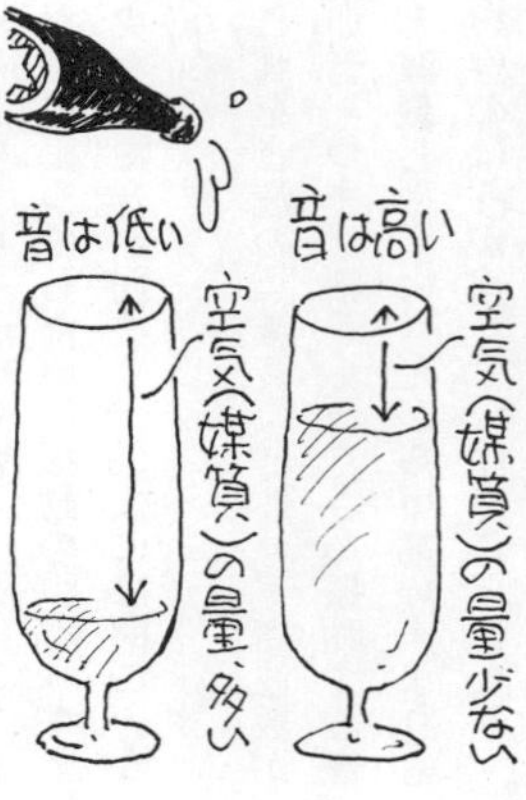

ロングカクテル用の細くて背の高いコップや、ビール瓶やワインのビンで試してみると、音の変化はよりわかりやすい。

これは、音を伝える媒質である空気の量が、コップやビンの中で変化していくからだ。コップやビンに入っている空気を、円柱としてイメージしてほしい。

水を入れる前は、口から底まで空気の円柱が詰まっている。水を注ぎはじめると、底の位置が上がって空気の円柱は高さが低くなる。音は、振動するものの長さが長いほど低い音が、短いほど高い音が出る。

たとえば弦楽器でも開放弦がいちばん低い音を出し、指で押さえて弦の鳴る部分を短くするほど高い音になるが、それと同じで、コップの中の空気の円柱が短くなっていくと、しだいに音が高くなるのだ。

また、子どものころ、ビンの口に唇をつけて息を吹きかけ、ボゥーと笛のように音を出して遊んだことがないだろうか？ この場合も、空気の容積が大きいビンほど低い音が出る。大・中・小のビール瓶を用意すれば、3段階の音がするはずだ。

以上のような現象は、「共振」とくに「気柱共振」として説明できる。共振とは、モノがある特定の周波数でよく振動すること。

この「振動しやすい特定の周波数」を共振周波数、固有周波数などと呼び、共振周波数だと弱い力でも大きな振動を引き起こすことができる。

ビンの口元を吹く場合も、吹きかける息の角度によって、うまく音が出なかったり、大きな音が出たりする。

吹きかけた息がビンの中の空気の容積に対応した固有周波数と合致し、共振が起きたときに、大きな音が出るわけだ。こうして共振によって音が出ることを、「共鳴」という。

この共鳴現象を利用して、試験管と水で簡単な〝楽器〟をつくることができる。試験管に異なる量の水を入れ、開口部に唇をつけてビンと同じ要領で吹く。

すると、水が少ない（＝空気の円柱が長い）試験管は低い音が、水が多い（＝空気の円柱が短い）試験管は高い音が出る。水量をうまく調整すると、音階をつくって遊ぶこともできる。

音の強さ（大きさ）を表す単位はどうやって決まった？

音の強さ（大きさ）を表す単位は「デシベル」といい、デシベルのベルは、電話機の発明で知られるアレクサンダー・グラハム（グレアム）・ベルの名前に由来する。

単位記号の表記はデシがd、ベルがBで「dB」だ。もともとは電話の送信関係の単位だったが、今は音の強さ（音量レベル、または音圧レベル）を表す単位として使われている。

しかし、音は空気の振動だとか、圧力の

変化が媒質に伝わるだとか、今まで小難しいことをさんざん説明してきたのだから、音量に関しても、エネルギーとか圧力だとか、物理学の単位を使えばいいと思う人もいるのでは？

そのとおり、音量を圧力で表すことも、もちろんできる。圧力を表す単位は「パスカル（Pa）」を使う。1パスカルは1平方メートルの面積に1ニュートン（N）の力が働いていることを示す。

では、なぜ音量をパスカル（圧力）で表さないのか？ 人間が聞くことのできる、もっとも小さい音は、4キロヘルツ（kHz）付近の周波数で0・00002パスカルくらいといわれている。いっぽう、大きな音の代表としてジェットエンジンの音を機体の間近で聞いたとすると、約20パスカルだという。

つまり、ふだん聞こえている音を表そうとするだけでも、0・00002から20まで、5ケタも6ケタも違う数字になってしまう。ケタ数が多いうえに0が多く並ぶので、比較するにもピンとこないし、読んだり書いたりするにも面倒だ。

そこで、もっと扱いやすい数字にするために考え出されたのが、音圧レベルという考え方である。

人間が聞きとれる最小の音の音圧は、先ほど出てきた0・00002パスカルで、これを「最小可聴音《かちょうおん》」という。この最小可聴音を基準にして、その音よりも「音圧が何ケタ大きいか」を対数で表したのが「ベル」である。しかしベルを使うと、今度はどの音も似たような数字になってしまって、これまた比較しにくい。

そこでベルの10分の1である「デシベル」を使ってみると、日常音の大きさを表すのにまことに都合がよい、ということになった。たとえば――、

・30デシベル……ささやき声
・50～60デシベル……ふつうの人の会話
・80デシベル……走行中の車内
・100デシベル……工事現場
・120デシベル……近くの落雷

という具合だ。

この背景には、「人間が感じる感覚量は刺激強度の対数に比例する」と説いた「フェヒナーの法則」という心理学理論がある。

簡単にいうと、現実の物理量よりも、100倍大きいとか10分の1だとか、ケタで比較する対数尺度のほうが人間の感覚に合っており、音の大きさを表現しやすい、という理論だ。

・ちなみにデシは10分の1を表す単位の接頭語。100分の1を表すセンチや、1000分の1を表すミリに比べて影が薄いが、小学校のとき算数か何かで「デシリットル」という言葉が出てきたなあ……と、思い出す人もいるかもしれない。

「世界中に響き渡る音」は存在する？

ものすごく大きな音を出したら、いったいどこまで伝わるのだろうか。

科学が発達した今の時代、やろうと思えばかなり大きな音が出せそうなものだ。世界中に響き渡る音だって、つくれるのでは？　と思ってしまう。

しかし現実には、一か所で発生した音を世界中に伝えるのはまず無理である。

音の振動は、四方八方に広がりながら伝わっていく。そのため音源から遠ざかるほど、単位面積当たりの振動エネルギーは小さくなっていき、やがてゼロになる（これを「拡散減衰」という）。

また、媒質そのものによって音のエネルギーが吸収される「吸収減衰」もみられる。たとえば空気中を音が伝わるとき、空気の分子が震《ふる》えることによって、振動のエネルギーの一部が分子の摩擦《まさつ》や熱などのエネルギーとして消費されてしまう。

電球を使うとどうしても熱が発生してしまい、電気エネルギーをすべて光エネルギーに変換できないのと同じことで、最初にもっていた振動のエネルギーを、100パーセント伝えていくのは不可能なのだ。

さらに、現実の地球上には、山もあれば海も川もある。空にはひっきりなしに飛行機が飛んでいる。音波はそれらの障害物に反射したり、吸収されたりもするのだ。

また、雨雲や低気圧、高気圧などがあると振動の伝わり方が変わるので、やはりエネルギーを維持できない。

もしも丸い地球上のたくさんの地点に音を伝えようとするなら、地表面の一定の高さだけを這《は》うように伝えていくのが効率的だが、そのような音を出すのは難しい。

現実には、上空や地面やその他360度の方向へ音が拡散し、やがて消えてしまうのだ。

ただし、これは「耳に聞こえる」音の話。空気の振動が少しでも伝わればいいというのなら、減衰しつつも振動が世界中に伝わる例はある。

たとえば水中を伝わる地震の振動は、地球の裏側の海岸に津波を起こすことがある。

空中でも、火山の大爆発や、大気圏《たいきけん》で水爆実験を行なったような場合、そのとてつもないエネルギーは、地球を何周してもまだ計測可能な振動を保っていることがあるという。

これは、観測機器が発達したからこそわかったこと。現実にこうした大気の振動を測定することで、核実験を監視するネットワークづくりが国際的に進められている。

音速を超えるスピードで飛ぶと音はどう聞こえる？

空気中を音が伝わる速度、いわゆる音速は、秒速約340メートルである。この速さを「マッハ数（Ma）1」という。

飛行機ではマッハ1よりも速く飛ぶ技術が確立されており、戦闘機はもちろん、今は就航《しゅうこう》をやめてしまったがコンコルドなどの旅客機《りょかくき》でも、超音速での移動を、人類はすでに体験している。

ただし、この場合は当然ながら、人間は飛行機の中に乗って移動している。

人間がみずから音速を超えてすっ飛んでいるわけではなく、機体の中の空気ごと移動しているので、その中で発する音はふつうに聞こえる。

また、飛行機自身が発する爆音についても、〝後ろにおいてきた〟状態とはいえ、そこから四方に拡散するから、前方にも過去に起こった音の波が少しは伝わる。

機体自体も振動しているから、その音も聞こえてくるはずだ。

要するに、ふつうの飛行機の中とそんなに変わらないわけで、そうでなければ、マッハの機内では、会話もろくにできないということになってしまう。

それよりも問題なのは、超音速で飛んだ場合に機体の外側に生じる音だ。音は空気の振動であり、音速というのは空気の分子が無理なく動ける最大速度でもある。

その音速を超えて音を発する機体自体が突っ込んでくると、空気は機体をスムーズによけきれなくなり、機体の前方から急激で無理な圧力変化が次々に起こって、不連続な波形をもつ「衝撃波」が発生する。

この衝撃波が地表に達して起こるものすごい爆音を「ソニックブーム」という。

ソニックブームは、建物の窓ガラスなどを一瞬で粉々に砕《くだ》いてしまうほどの巨大なエネルギーをもっている。

もちろん、人間の身体にだってよいはずはない。

危険なので、コンコルドも就航中に音速を超えて飛行するのは、洋上のしかも一定以上の高度でだけと決められていた。

しかし、そういった場所でも今度はオゾン層破壊など、環境への影響が指摘されるようになる。

超音速旅客機の実用開発が相次いで中止されたのには、もちろんほかにもさまざまな理由がある。だが、いずれにしても超音速で移動しようとすることは、周囲に及ぼす影響があまりに大きく、現実的とはいえないのだ。

音はここまで〝活用〟できる
たむろしている若者たちを追い出す音があるって?

街角や深夜のコンビニエンスストアで意味もなく、たむろする若者たち。

邪魔なことはもちろん、だらだらした態度は見ていて不快だが、だからといって注意して逆ギレされては恐ろしい。

まったく困ったものだ——という大人のため息は日本だけかと思ったら、アメリカでもヨーロッパでも同様に、たむろする若者たちが大人たちのひんしゅくを買っているという。

そこで、数年前にイギリスのある会社が、店先でたむろする若者の撃退装置を売り出した。

その名は「モスキート」。仕組みはいたって簡単で、小型スピーカーから、17キロヘルツという超高周波の音を出す。

この音が、たむろしている若者にだけ聞こえ、若者たちを追い払うのに効果を発揮するというのだが、どのような仕組みになっているのだろうか?

人間が聞き取ることができる音の範囲は、低音は20ヘルツから、高音は20キロヘルツ(2万ヘルツ)くらいまでといわれている。この範囲の音を「可聴音」というが、可聴音は年齢によっても変わり、とくに高音域は、年齢を経るにつれて徐々に聞こえにくくなることが知られている。

17キロヘルツというのは可聴音の上限ぎりぎりの高い音であり、二十代後半以降の

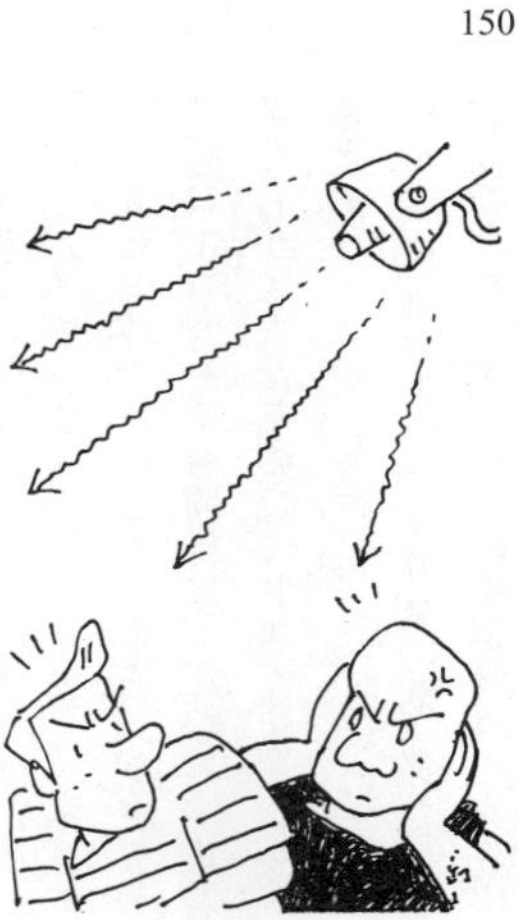

大人では、ほとんどの人が聞き取ることができない。そのため「モスキート」の音は、十代の若者たちにだけ、耳障《ざわ》りな音になりうるのだ。

　ちなみに、モスキートという商品名はプーンという蚊《か》の羽音が由来で、そこから現在では同じような超高周波の音を広く「モスキート音」と呼ぶようになった。

　実際にモスキート音を使った若者撃退法はある程度の効果があり、たとえば若者が嫌がる往年の懐《なつ》メロを高周波で流し、店先から暴走族を一掃《いっそう》した、などという実用例もあるようだ。

　ただ、可聴音は個人差が大きく、三十代以上でも17キロヘルツの音が聞こえてしまう人もいて、そういう人には迷惑な方法になってしまう。

　さらに、アメリカの若者がモスキート音の音声ファイルをつくり、携帯電話の着信音に応用するという反逆に出た。この着信音はインターネットで一気に広がり、授業中にひそかにメールをやりとりする手段として人気とか。

　モスキート音の存在を若者に教えてしまったことで、授業中の携帯電話の使用が増えるのではないか、と心配する教師もいるらしい。

えっ！超音波で洗濯物がきれいになるって?!

人間の可聴音域は、およそ20～2万ヘルツ。この範囲からはみ出た20ヘルツ以下の低音を「超低周波音」、2万ヘルツ以上の高音を「超音波」と呼ぶ。

超音波は2万ヘルツ以上というから、周波数が、かなり大きい（＝振動数が非常に多い）音である。前出の計算式「波長＝音速÷周波数」に当てはめると、空気中での音速が秒速約340メートルだから、340メートルを2万ヘルツ以上で割ると、波長は1・7センチ以下になる。

そんなにも細かい波をなして高速で振動する音、それが超音波というわけだ。

この波長の細かさ、振動数の多さ、その他さまざまな特性に目をつけて、人間は超音波を幅広い分野で用いている。なかでも幅広く利用されているのが、超音波による清浄効果だ。

たとえば医療器具や実験器具の洗浄には、以前から超音波洗浄機が普及している。洗浄槽《そう》の水中に器具を入れ、底部で超音波を発生させると、水中には「キャビテーション（空洞化）」と呼ばれる現象が起こり、微細《びさい》な気泡が発生しては壊れるという状態が繰り返される。

このとき水に数百～数千気圧の圧力がかかり、その圧力が衝撃波を生じて、汚れを落としてくれるのだ。

小さな隙間《すきま》までまんべんなく汚れを落とすので、精密機械の部品や、医療機器・実験機器の洗浄にはぴったり。貴金属類の洗浄にも使われている。

身近なところでは、メガネ店の店頭にある「ご自由にお試しください」の超音波洗浄器がそう。シャーという音は「キャビテーションノイズ」といって、次々に発生した気泡が壊れるときの音で、超音波歯ブラシも、この効果によって口内細菌をやっつけている。

さらに、メガヘルツレベルに周波数を上げて、振動とその加速度によって汚れをふるい落とす技術も開発された。

半導体や液晶など、ITデバイスの製造工場で使われている洗浄法がこれである。わずかな異物も嫌うITデバイスには、洗剤もうかつに使えないため、超純水を用いた超音波洗浄が最適なのだ。

意外な最先端は衣類のクリーニング技術。衣類は空気を含むため、それが邪魔になってキャビテーションの効果が発揮できない、という壁があった。

しかし技術開発により、減圧や真空状態で超音波洗浄を行なうなどの工夫がなされ、クリーニング店で広く利用されている。とくに、素人《しろうと》には落とせない頑固《がんこ》なしみ汚れに効果があり、溶剤や漂白剤と違って生地自体を傷めないので重宝《ちょうほう》されている。

超音波は、安心・安全な接着剤にもなる?!

意外なところで身近に存在する超音波の技術は、枚挙《まいきょ》にいとまがない。次に紹介するのは、超音波による〝切った〟〝貼った〟の技術だ。

まず〝切った〟のほうでは、超音波の加速度が決め手になる。

超音波は振動数が多い、つまり波長が非常に短い振動だが、その分、速度や加速度は大きい。

そのため、超音波の振動がモノにぶつかると、大きな衝撃を連続的に与えることができる。というわけで、切断に利用できるのだ。

たとえば、カッターの刃に超音波振動をあたえると、分厚い電話帳が軟《やわ》らかいチーズのようにスウーッと切れる。穴をあけにくい素材にも、欠けたりひび割れたりすることなく、きれいに穴をあけることができるのだ。

このような超音波によるカット技術は、食品、ゴム、ダンボール紙、石膏《せっこう》、繊維などにも利用されている。

このように、モノを切るだけのエネルギーがあるわけだから、この振動をプラスチック類に作用させると、貼るほうの技術にも応用できる。

たとえばカップめんのふたは、接着剤を使わずに超音波でくっつけている。カップの上にふたをのせ、接着部分に超音波をかけると、振動で接触面に摩擦《まさつ》熱が生じ、プラスチックが瞬時に溶けてくっついてしまうのだ。これを「超音波溶接」という。

超音波の振動は超高速で、2万ヘルツだと0・1秒で、およそ2000回もこすり合うことになる。そのため、瞬時に摩擦熱が発生するので、接着の所要時間は1秒以下ですむ。

最大のメリットは、熱や圧力をかけない

ので、接着したい部分以外にはほとんど影響をあたえないこと。

そのため、とくに食品業界で重宝され、食品の卵のパックやスナック菓子の包装など、食品を入れてからしっかりと閉じたい商品に多用されている。

接着剤を使わないので安全・安心なのはもちろん、一体化する溶接方式だから頑《がん》丈《じょう》で、見た目にもきれい、と利点は多い。

ほかにも、多くのプラスチック（樹脂）類や不織布《ふしょくふ》やフィルム類の接着、金属の接着にも超音波溶接の技術が使われている。ホツレをできるだけ避けたいスキーウエアや、ウエットスーツの縫製《ほうせい》も超音波溶接である。

2008年に、水泳界で話題になった〝記録が出る水着〟も超音波溶接を利用しており、縫《ぬ》い目がまったくないことがひとつのポイントになっている。

超音波で胎内の赤ちゃんの様子がわかるのは、なぜ？

超音波は、医療の世界でも活用されている。代表的なのが「超音波画像診断」で、一般に「超音波検査」「エコー検査」などと呼ばれるものだ。

なかでもおなじみなのが、妊娠中の胎児《たいじ》の姿を映し出したエコー画像。

白黒の画面を見て、「ここが足ですよ、ああ、男の子ですね！」などと、医師が妊婦に説明しているシーンをテレビドラマなどでもよく見かける、アレだ。

それにしても、超音波でどうやって胎内にいる胎児の様子がわかるのだろうか？

簡単にいうと、魚群探知機に使われている超音波ソナーやレーダーと原理は同じである。胎児に当たってはね返ってきた超音波によって、胎児の位置や大きさを見ているのだ。

人間の身体は7割が水分といわれるほどで、水中と同様に超音波の振動がよく伝わるのである。とくに胎児は羊水《ようすい》の中に浮かんでいるから観察しやすい。また、X線検査のように放射線や造影剤を必要としないので、妊娠中でも安心して使える。

超音波は、密度や硬さ（弾性率）が異なる境界面に行き当たると、反射や屈折、散乱するなど進み方が変化する。身体に当てた場合は、内臓や骨などに行き当たるたびに変化するのだ。

そこで、診察したい目的の臓器からの反射が得られるよう、超音波の当て方を微調整しながら、次々と反射波のデータを集める。それらをコンピューターで処理すれば、画像が現れるというわけだ。

このため検査装置では、身体に当てる「プローブ」という部分に超音波の発信装置と受信装置が両方ともついていて、自在に動かしながらデータを取り込めるようになっている。

うまく画像を得るにはプローブの扱いにコツがいるので、診察にはそれなりの経験が必要だという。

以前はエコー画像といえば、素人が見ると判然としない粗《あら》い画像だったものだが、今はぐんと技術が進歩して、クリアな映像が得られるばかりか、3Dの立体的な画像まで得られるようになった。

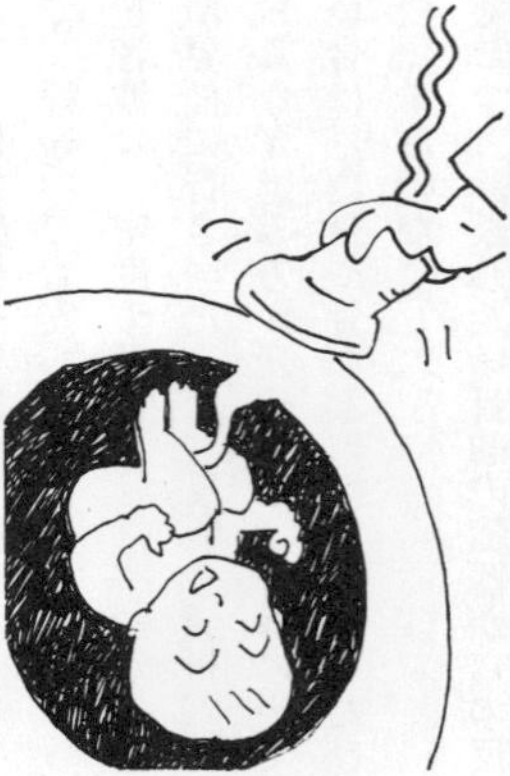

さらに、同時に3方向の断面図をスキャンできる特殊なプローブを使って、毎秒数十枚もの3D画像をつくることで「動画」が見られる4Dエコー装置も登場している。胎内の赤ちゃんがあくびをしたり、羊水の中におしっこをしたりする姿まで見られるというから驚きだ。

ほかにも、血液の粘度《ねんど》を調べることのできる技術が開発されるなど、エコー検査の技術は今も日々進化している。

特定の場所にいる人にだけ聞こえるスピーカーがあるって？

超音波の特徴のひとつに、〝指向性が高い〟ことがあげられる。

「指向性」とは一定の方向に直進しようとする性質のこと。ふつうの音は、音源から離れると、同心円状に波が広がっていく。

この広がりのおかげで、障害物があってもそれを回り込んで伝わっていく「回折《かいせつ》」という現象が起きるのだが、その分、かなり広い範囲で音が聞こえ、不必要な人にとっては雑音のもとになる、という欠点にもなってしまう。

しかし、超音波は波長がとても短いので指向性が高い、つまり直進しようとする性質が強い。そのため、音を一点に集めたり、一定方向にビーム状に放射したりできるのだが、これをスピーカーに応用すると、届けたい方向にだけ音を届ける「超指向性」のスピーカーをつくることができる。

実際にそのようなスピーカーが開発され、すでに実用化もはじまっている。

「超指向性スピーカー」では、届けたい可聴音を超音波に〝のせて〟、特定の方向へビーム上に発射する。これが人間に当たったときに音圧の変化で超音波がゆがみ、可聴音がはずれて音が聞こえる、という仕組みだ。

超指向性スピーカーを使うと、10メートル離れた地点で、超音波の広がる範囲は直径3・5メートル程度。こうして周りに音をもらすことなく、必要な人だけに、必要な音を届けることができるのだ。

さらに届ける距離を調整することによって、狙《ねら》ったスポットにだけピンポイントに音を届けることもできるが、この場合、音を聞くためには決まった立ち位置に立たなければならない。

実際に体験してみると、ほんの一歩ずれるだけでも音がまったく聞こえなくなる。まさに「超」というにふさわしい指向性の高いスピーカーなのだ。

このスピーカーを使うと、たとえば美術館や博物館で、展示物の前にいる人にだけ説明が聞こえ、周りの環境は静かなまま、という便利なシステムがつくれる。

さらには、駅や公共施設のアナウンスにも応用が期待されている。

複雑な乗り換えの改札口で乗り換え案内

をしたり、数か国語のアナウンスから選んだ言語の説明だけをほかと交《ま》じり合うことなく聞き取れるようにしたり、といった応用も可能だ。

面白いことに、この超指向性スピーカーとは正反対の「無指向性スピーカー」というものも開発されている。

あらゆる方向に向けて音を均一に伝えることができるこのスピーカーは、待合室やリラクセーション施設などで、ヒーリング音楽をまんべんなく、ピュアな音質で届けるなどの利用法が期待されている。

芝居、飲食店、スーパー…で利用される「音」

超音波のパワーは、物質の状態を変えることもできる。いちばんポピュラーなのは、水を水蒸気に変化させる技術だ。

原理は単純で、要するに超音波の高周波振動で水の分子を激しく揺さぶるだけだ。

水は自在に形を変えるので、たとえば下敷きのようなものに水滴をのせ、裏側からはじいただけでも細かな水滴になって飛び散る。

これと同様に、超音波発生器に向けて水をたらしたり、水中から水面に向けて超音波を当てたりすると、水の分子が激しく振動して、ひじょうに細かな水滴、つまり〝熱くない湯気〟になるのだ。

数十キロヘルツの超音波を使った場合で、生じる水滴の大きさは数十分の1ミリ程度。もはや水滴というより、沸騰《ふっとう》で生じる湯気と同じくらい細かい。

水滴の大きさは周波数を上げるほど細か

くなっていき、100分の1ミリ以下にまですることができる。

水滴の粒子もここまで小さいと湯気や水蒸気というよりも霧《きり》の状態であり、空中に漂《ただよ》って落ちてこない。

これをそのまま利用したのが、超音波式の加湿器だ。

1970年代にはすでに商品化されたこの加湿器は、加熱して蒸気をつくるのと違い、本体が熱くならないのはもちろん、発生した水蒸気自体も熱くないから、安全性が非常に高い。そこが最大のメリットだ。

加えて、加熱しない分、省エネルギーでもあるし、スイッチを入れたらすぐに水蒸気を得ることができる。

そんな特長を生かして、その後、超音波式は加湿器だけでなく、多くの場面で応用されるようになった。

たとえば、芝居《しばい》やコンサートで霧を発生させる演出が可能になったが、ユニークなところでは飲食店のディスプレーがあげられる。

ラーメンやうどんの店の店頭で、大きなどんぶりから湯気を出しているのは、この超音波式なのだ。試しに手をかざしてみると、ちっとも熱くないのがわかる。

ほかにも、スーパーの野菜売り場で乾燥を防ぐための噴霧器《ふんむき》として、あるいは芳香《ほうこう》剤や消臭剤を混ぜた水を、霧状にして散布《さんぷ》したりするのにも利用されている。

さらに、水蒸気を急激に冷却することで人工雪をつくることも可能だ。

超音波式の加湿装置は一時期、雑菌の繁殖などの問題点が指摘されたが、使用する水の浄化・殺菌技術が発達し、より衛生的な装置をつくれるようになったことで、今後も多方面での応用が期待されている。

なぜ、音が腎臓結石を破壊できるのか？

どんな病気もそれぞれにつらいが、なかでも耐えがたいのが痛みを伴《ともな》うもの。一例としてよくあがるのが、腎臓《じんぞう》結石だ。

腎臓や尿道などにカルシウムを主成分にした石状のかたまりができ、それが臓器に当たると激しい痛みに襲われるという病気で、発作時の激痛は大の男が七転八倒《しちてんばっとう》するほど強いといわれる。

治療法としては、手術して石を取り出すか、薬で石を溶かすか、という二大選択肢がある。

しかし、手術は、確実に治るが身体に負担がかかる。薬で溶かすのは時間がかかるので、溶け切るまで発作の恐怖と闘わなければならない。

そんななかで近年、急速に普及しつつあるのが超音波による結石粉砕《ふんさい》術だ。

再三出てきたように、超音波は直進性が高く一点に照射でき、高周波により大きなエネルギーを伝えることができる。

そこで、超音波を一点にしぼって照射できる、特殊な装置を使って衝撃波をつくり出し、X線などで確認した結石に、ピンポイントに命中させるのだ。

体内に届いた超音波は、激しい振動のパワーで結石を細かく砕く。丹念《たんねん》に当てれば砂状にまで細かくなるので、あとは尿といっしょに押し流してしまえばよい。

結石の位置が確認しにくい場合は、腹腔《ふくくう》鏡《きょう》を使うなど手術が必要な場合もあるが、そうでなければ身体にいっさい傷をつけなくてすむのが最大のメリットだ。

粉砕にかかる時間も数十分程度で、薬と違ってその場で石の粉砕を確認することもできる。

このほかにも医療の分野では、驚くほどたくさんの超音波技術が開発され、次々と実用化されている。

いちばん身近なのは歯科で使われる歯垢《しこう》除去装置。高速で振動する装置の先端で歯垢を粉砕し、水で洗い流していくもので、体験している人も多いはずだ。

また、白内障《はくないしょう》治療では、鋭《するど》い切れ味が保てる超音波メスを使うことで手術の精度や安全性が高まり、日帰り手術も可能になっている。さらに、患部《かんぶ》に超音波を当てることで温度を上昇させ、目的の組織だけを〝焼き殺す〟技術もあり、がんの治療などに応用されている。

このほか、新しいところでは、薬が患部に届いた時点で超音波を当ててカプセルを割る、というドラッグデリバリーへの応用研究も盛んに行なわれている。

喫茶店やホテルのロビーのBGMには〝消音作用〟がある?!

喫茶店やファミリーレストラン、ホテルのロビーなど、不特定多数の人が集まる場所では、気にならないほどの音量でＢＧＭが流れていることが多い。

いかにも雰囲気《ふんいき》づくりのために流れているように思えるが、それだけではない。

ＢＧＭのおもな目的は、じつは消音効果にある。喫茶店や、ホテルのロビーなど人が多く集まる場所では、その分、話し声や物音が多くなる。そこで、ゆったり話ができる空間をつくる装置として、ＢＧＭが活躍する。

音が増えるならもっとうるさくなるのでは？　と思われるかもしれないが、これが〝ＢＧＭマジック〟。

ほかの人の声や物音をマスキングして、自分たちの声を聞こえやすくしてくれるのである。

その仕掛けには、人の聴覚の特性が利用されている。

マスキングには、低い音で高い音を聞こえにくくする周波数マスキングと、前の音によって、後ろの音が０・１秒ほどかき消されて聞こえなくなる特性を利用した「時間マスキング」がある。

周波数マスキングは、耳の中の構造と大きく関係している。理科の授業などである程度耳の構造はご存じだろうが、音は耳の鼓膜を振動させる。

すると、鼓膜の振動がカタツムリに形が似ている蝸牛《かぎゅう》に伝わり、その中を満たしているリンパ液が基底膜《きていまく》を揺らす。高い音は基底膜の入り口に近いところ、低い音は遠いところを揺らす。

そのため、ふたつの音の周波数が近いほどマスキング効果があるが、周波数が離れると効果はあまり期待できない。

オフィスでは、空調の音がＢＧＭ代わりになっている。

コピー機やプリンタ、パソコン、電話の

声など、オフィスには意外なほど音があふれているが、そんななかで、それらの音があまり気にならないのは、空調の微妙な音があるおかげなのだ。

このマスキングを利用したオーディオ装置もある。MDやMP3がそれだ。

これらの録音媒体は、実際には存在する音でも、人間に聞き取れない音は録音しないため、データ量を10分の1にまで圧縮できる。これはCDの比ではない。だから、小さくとも大量の音楽を収録しておけるというわけだ。

近い将来、音で発電できるようになるって?!

2008年1月から3月まで、東京駅の八重洲《やえす》北口で「発電床」という装置の実証実験が行なわれた。

発電床は、電気を振動に変えて音を出すスピーカーと逆の原理で、人が踏んださいの振動で電気を生み出す装置。

圧電素子と呼ばれる直径35ミリの部品を床に敷き詰《つ》め、振動を拾って発電エネルギーに転換する。

ひとり通過するごとに100ワット(W)の電球を0・01秒点灯させる電力が得られるといい、設置面積は約90平方メートルで、1日トータルで約80分点灯させる発電量を見込む。

今回の実験は2006年に続いて2回目で、耐久性なども検討され、実用に向けた技術開発へ一歩前進しようとしている。

装置を開発したのは、JRと慶應義塾大学による研究グループ。

環境問題やエネルギー問題が深刻化するなか、すべての動くものには運動エネルギーが内在することから、そのエネルギーを、ほかの利用可能なエネルギーに変える技術を考えよう、というシンプルな発想が原点になっている。

発電床は振動を電気に変える技術だが、振動といえば、何度も説明してきたように、音も媒質《ばいしつ》の「振動」だ。ということは音も発電に使えるのではないだろうか？

実際に発電床の開発にもかかわった慶應義塾大学では、「共鳴膜」と呼ばれるエネルギー変換法も開発されている。

音はエネルギー量が少ないので発電には不向きといわれてきたが、共鳴膜のように効率のよい変換方法を使い、技術を高めていけば、「音力発電」も可能だとして研究が進められている。

日常生活には音があふれている。そのなかには必要な音もあるが、邪魔な音や不快な音もたくさんある。考えてみれば、それをただ放置するのはもったいない話。

巷《ちまた》にあふれる音のエネルギーを有効に活用できれば、究極のエコ発電になりうる。

地球温暖化対策のひとつとして、音や振動を利用した発電方法の開発と普及は大いに期待されている。

日本庭園は、音で人をもてなしていた！

日本庭園は、海外の庭園に比べるときらびやかとはいえないが、そこに身を置くと何となく心が落ち着き、自分自身の心に向かい合うような思索《しさく》に誘われる。日本庭園には、そんな静寂《せいじゃく》の美がある。

色とりどりの花や噴水などで飾った西洋風庭園はたしかに見た目に美しいが、日本庭園の魅力はそうした華やかさとは違うところにあるのだ。

音の演出法も独特だ。日本庭園では、音を鳴らすことによって、静寂をより強調する手法をとる。

その代表的なものが、「鹿《しし》おどし」だろう。竹筒に水がいっぱいになると竹筒が傾《かたむ》き、たまった水が流れ出る。

すると、軽くなった竹筒は勢いよくもとに戻り、そのとき竹筒の底が下に置かれた石に当たって「コーン」という乾いた音がする。

この動きが続くことで、静かな空間に「コーン」という音だけが定期的に響く。音がしない静けさよりも、音が鳴ることによって、逆に静寂に気づかされるという効果がもたらされるのだ。

もともとはその名のとおり、農業を害する鹿などの鳥獣《ちょうじゅう》被害対策だったのだが、この音に風流を感じた昔の日本人が、庭の効果音の発生装置として採用するようになったのだ。

もうひとつ日本庭園独特の音として、「水琴窟《すいきんくつ》」と呼ばれるものがある。これが不思議な仕組みで、水滴が水の中に落ちたときに鳴る「ピチャン」という音が、水琴窟では琴のような澄《す》んだ音になるのだ。

伝統的なものでは、茶室前の手を洗うつくばいの下に設置されている。

底に穴があいた瓶《かめ》を、伏せたような格好で地中に埋《う》める。

「水琴窟」のしくみ

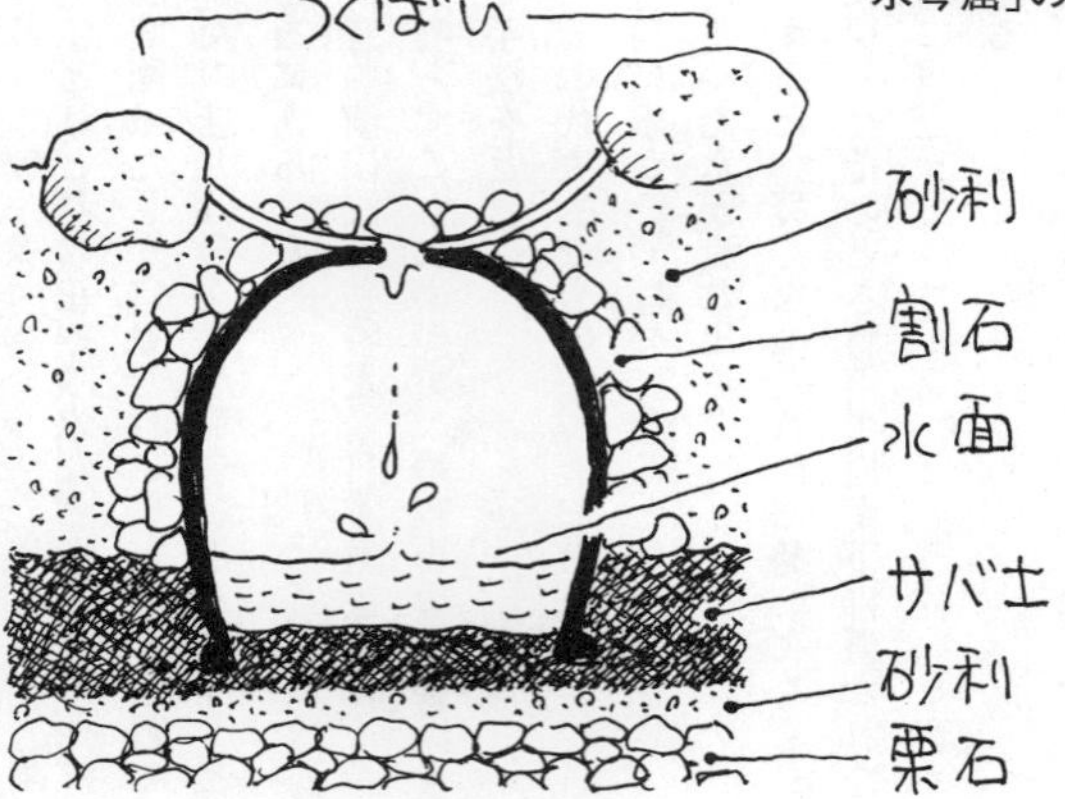

すると、つくばいからこぼれてきた水が穴から入って水滴となり、瓶の内部に溜《た》まっている水に落ちて「カンカラキーン」という音をたてる。

瓶の中では音が反響し、ある周波数の音だけが響く仕組みになっているため、その結果、柔らかい金属音のような音が聞こえてくるのである。

どちらの音も、庭園にいるお客さまへの音のおもてなし。こうした音が響くと庭園の美しさがよりいっそう引き立つ。最高の名脇役なのである。

〝音職人〟が教えるオモシロ効果音のつくり方

映画にしろ、コンピューターゲームにしろ、映像に効果音がなかったら、迫力は半滅。音は、欠かすことのできない重要な演出要素である。

こうした効果音をつくり出しているのが、サウンドクリエイターだ。ここ数年のゲーム人気により、ゲームサウンドクリエイターのニーズも高まっている。

彼らはコンピューターやシンセサイザーなどの機械を駆使《くし》して効果音をつくり出すのだが、その昔は、人の力ですべての音をつくり出さなければならなかった。

サウンドクリエイターの元祖〝音職人〟たちは、さまざまな手作りのノウハウがあり、じつに多彩な効果音をつくり出していたのだ。

その音職人がもつ数々のワザを収録したCDがある。その名も『ザ・音職人』。元NHKの音響効果チーフディレクター・大和定次《さだじ》さんの作品集だ。

その中には、ザルに入れた小豆《あずき》でつくり出す有名な効果音「波の音」や、子どものころにやったことがある人も多い「心臓の音」も入っている。

心臓の音とは、下敷きや厚紙などの両端をもって上下に屈折させて出すアレである。

こんな手軽なものから、やはりプロだなと思わせるものまで77曲の効果音が収録されている。音づくりの解説つきで、誰でもまねして楽しめるようになっている。

その中から、意外と知られていなくて、素人でも簡単にできるワザを紹介しよう。

その道具とは、二枚貝。この貝からできる効果音は、蛙《かえる》の鳴き声とクマゼミの声だ。

まずは「蛙」。説明では、「貝殻《かいがら》二枚の背中をすりあわせ、もっている指の隙間を開け閉めして交互に音色を変えます」となっている。

もうひとつの「クマゼミ」は、「最初は円を書くようゆっくり『ジ〰〰』というように擦《す》り、次第にテンポを上げて『シャワシャワ』という擦りに変わり、スローに戻り終わります」。ちょっとレベルが高い応用編である。

片栗粉を入れた木綿《もめん》の袋を手でギュッギュッと揉《も》めば、「雪の足音」。これも案外簡単にできそう。クッション材のプチプチをヘアーブラシでこする「線香花火」も手軽にできておもしろそうだ。

効果音というと、「道具が必要で、ワザも難しそう」というイメージがあるが、身近にある道具で思いも寄らない音がつくり出せるもの。要は想像力の問題なのだ。

5

人はいかに「音楽」をつくり出し、楽しんできたか——

「胎教のための音楽」は本当に効きめがある？

ドレミの音階は、どうやって決まった?

音楽の時間に最初に習うのが、「ドレミファソラシド」という音階。この音階は、いったいどうやって決められたのだろうか。

まず注目したいのは、最初のドと最後のドは高さが違うが同じに聞こえる、ということ。音の高さの違いは周波数(振動数)の違いだから、最初のドと最後のドでは周波数が違う。最後のドは、最初のドの2倍の周波数になっている。

次のドも、ひとつ前のドの周波数のちょうど2倍。レと次のレ、ミと次のミの間にも同じ関係がある。不思議なことに人間の脳は、周波数が2：1の音を聞くと、高さは違うのに「同じ音だ」と認識してしまうのだ。

この2：1の周波数の差を「1オクターブ」と呼ぶ。

オクターブはらせん階段を思い浮かべるとわかりやすい。真上から俯瞰《ふかん》したとき同じ位置にある音は、高さが違っても同じに聞こえる、というわけだ。この1オクターブのらせん階段の間に、ほかの音を割り振ったのが「音階」、どのように割り振るかを「音律《おんりつ》」という。

最初に音階を割り振った人は、古代ギリシャの哲学者ピタゴラスである。

数学の「三平方の定理」でも知られるピタゴラスは、1本の弦《げん》を張ったモノコードという楽器で音の研究を行なった。すると、弦の長さが倍になると、高さは違うが同じ音になることがわかった。これがオクターブである。

次に、もとの弦の3/2(2分の3)倍の長さにすると、もとの弦の音(ド)とよく調和する音になった。これがソの音。

こうして弦の長さを変えていき、心地よく響く音を取り出していったら、ドレミファソラシの7つの音が見つかったというわけだ。ちなみにドレミファソラシはラテン語で、ピタゴラスがつけたわけではなく、中世になって賛美歌の歌詞をもとに当てた符牒《ふちょう》である。

◆1オクターブの定義

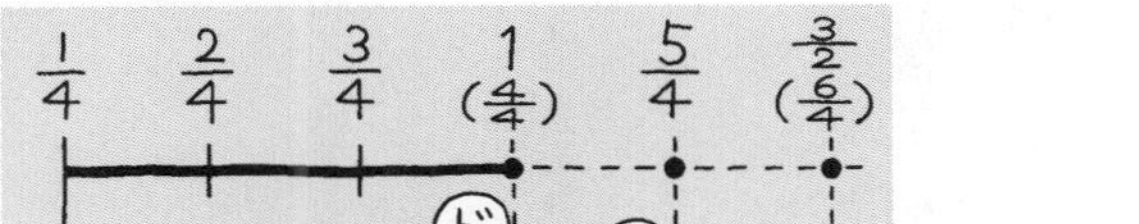

◆「純正律」の概念

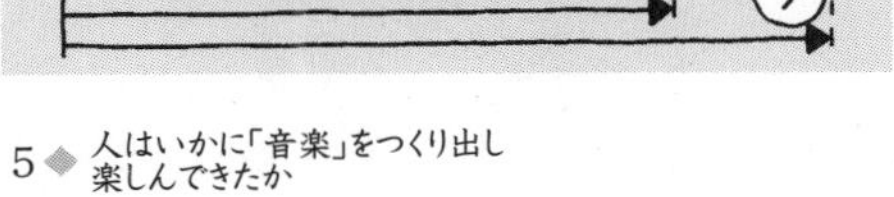

こうしてできたピタゴラス音律に修正を加え、ドの3／2倍をソ、5／4倍をミなど周波数の整数比で構成した「純正律」が誕生した。この純正律をさらに合理化して、1オクターブ分の周波数をきっちり12の音階に割り振ったのが、現在も広く使われている「平均律」である。

以上の音階の歴史は西洋音楽でのもの。世界中には、ドレミとは異なる独自の音階が数多く存在し、日本にも日本独自の音階がある。

いずれも共通しているのは、最初に音ありき、ということ。オクターブ（この感覚だけは人類共通らしい）の中から経験的に心地よい響きの音を取り出して、それぞれの音楽文化に合った音階が考え出されてきたのである。

なぜ「不協和音」は不快に聞こえるのか？

和音とは、異なる音を組み合わせたもの。誰でも知っているのがドミソの組み合わせで、ピアノでも合唱でも、この3つの音を同時に出せば、誰にでも耳に心地よく響く。これを「協和音」という。

いっぽう、音を適当に組み合わせていくと、なんとも不快な和音ができることもある。これが「不協和音」だ。協和音と不協和音は、いったいどこが違うのだろうか？　そのかぎを握っているのが、「倍音《ばいおん》」の存在だ。

両端を固定した1本の弦で考えてみよう。この弦をはじくと、弦の長さに応じた音が出る。このとき弦は真ん中を頂上にして弦全体でひとつの山をつくっており、これが、この弦の振動の「基本音（基音《きおん》）」になる。

次に、この弦のちょうど真ん中のところを軽く指で押さえてはじくと、弦の真ん中を中心にして両側にふた山の振動が生じる。山がふたつということは2倍の周波数で、基本音より1オクターブ高い音ということになる。

さらに、弦の1／3や1／4の位置でも同じことが起こり、3倍、4倍の周波数の音が生じる。これらの音を、基本音に対して「倍音」と呼んでいる。

で、じつをいえば、こうした現象は、弦を指で押さえなくとも自然に起こる。つまり、音の振動というのは、じつはひとつとおりではなく、基本音と同時に必ず倍音も生じている。私たちの耳が〝ひとつの音〟ととらえたなかにも、実際にはオクターブ上の倍音が含まれているのである。

そのため、ふたつ以上の音を組み合わせたときは、基本音だけでなく、この倍音の組み合わせも和音の調和にかかわってくる。

簡単にいうと、倍音の周波数が一致するか、またはしっかり別の音と判別できる程度に離れていると、人間の耳には心地よく響く。たとえばドミソの場合、前項で登場した整数比の純正律を使うと、ド：ミ：ソ＝4：5：6である。

ドの倍音（倍数）は8、12、16、20、ミでは10、15、20、25、ソでは12、18、24……となり、倍音のいくつかが互いに一致したり、ほかの倍音のちょうど中間だったりと、ちょうどよく組み合わさっているのがわかる。これが心地よく響く決め手なのだ。

ここにもし仮に11や15・6などの倍音をもつような音を組み合わせたとすると、微妙にずれた周波数の振動が干渉し合って、うなり（ビート）を生じる。このうなりが不快な響きとして耳に届くとき、それを不協和音というわけである。

もっとも、不協和音でも「不快」と感じずに〝面白い〟と感じる人もおり、そうなると、不快なうなり＝不協和音ともいいきれなくなる。どうも、音には物理学だけでは割り切れない、感覚的・心理的な要素が強く働いているようなのだ。

ちなみに、平均律の場合はドミソの周波数比が微妙にずれているため（4：5・04：5・999）、現在の調律でドミソを弾くと、実際には軽いうなりを伴《ともな》う響き（不快ではないが）になっているという。

ドの倍音	1倍音	2倍音	3倍音	4倍音	5倍音
	ド	ド2	ソ2	ド3	ミ3
(純正律の整数比)	(4)	(8)	(12)	(16)	(20)

ミの倍音	1倍音	2倍音	3倍音	4倍音	5倍音
	ミ	ミ2	シ3	ミ3	ソ#3
(純正律の整数比)	(5)	(10)	(15)	(20)	(25)

ソの倍音	1倍音	2倍音	3倍音	4倍音	5倍音
	ソ	ソ2	レ3	ソ3	シ3
(純正律の整数比)	(6)	(12)	(18)	(24)	(30)

※「ド2」はドの1オクターブ上のド、「ド3」はドの2オクターブ上のドを表す

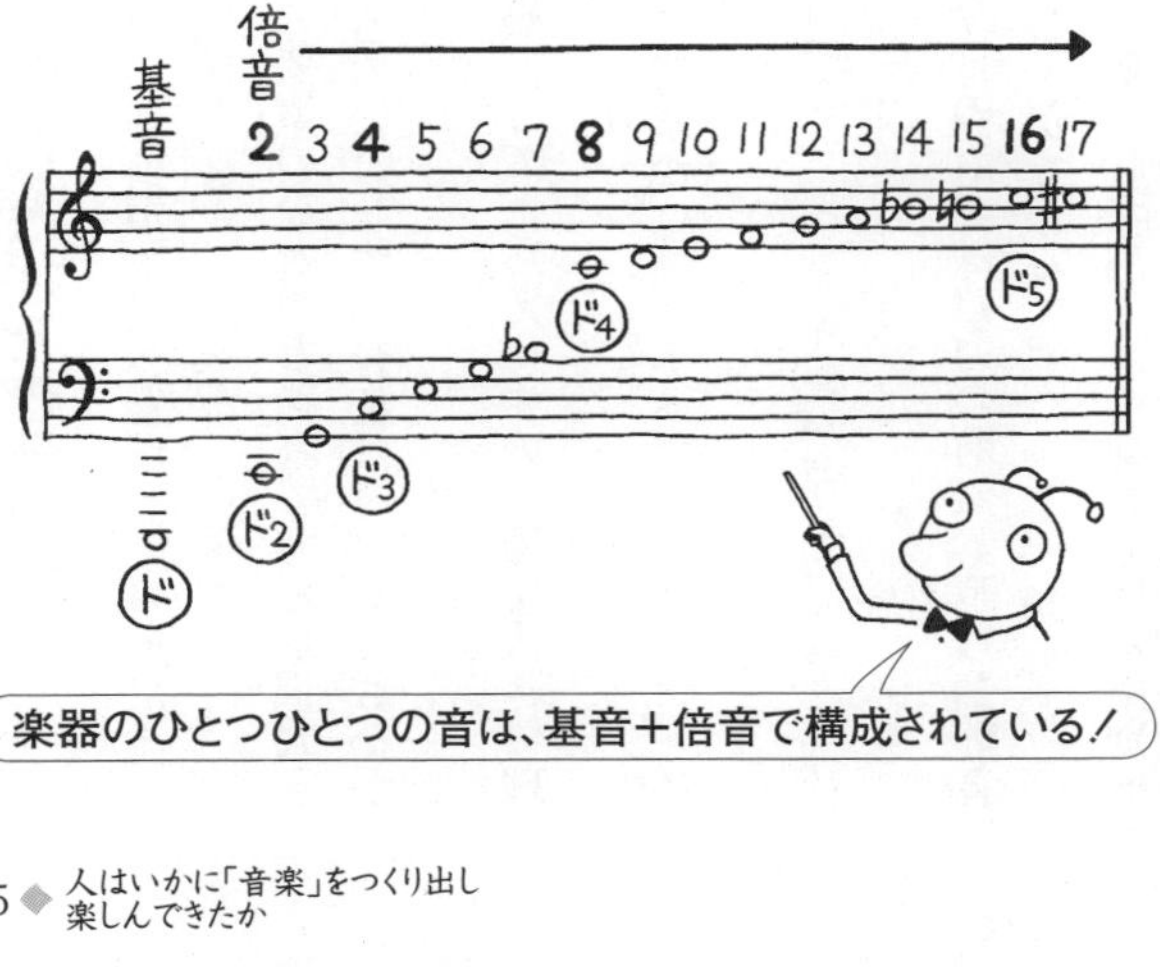

音色は、3つの要素で公平に表現することができる?!

音の世界には心理的な要素が強く働いている、と前項で述べたが、その最たるものが「音色（ねいろ・おんしょく）」である。

音色は「大きさ」「高さ」とともに音の三大要素のひとつとされているが、大きさがエネルギー量、高さが周波数で説明できるのに対して、音色は専門家でもなかなか説明が難しい要素だという。

もっとも、素人《しろうと》からすると、「音色」は実感としてとらえやすい、理屈抜きで理解できる要素といえる。

たとえば学校にある古びたピアノと、一流音楽家がコンサートで使うグランドピアノでは、明らかに「音色が違う」。

同じ一本のギターでも、素人が弾くのとプロのミュージシャンが弾くのとでは「音色が異なる」。

同じ人が同じ楽器で同じ曲を弾いても、「今日の演奏は迫力のある素晴らしい音色だった」などと、ちゃんと違いを感じ取ることができるはずだ。

こうした音色のとらえ方には、大きく分けて何の音であるかを聞き分ける識別的側面と、音の印象を表現する印象的側面がある。

識別的側面とは、同じ大きさ・周波数の音でも「ピアノだ」「バイオリンだ」と聞き分けたり、人の声を誰の声なのか、また生の声か電話の声かなどと区別できたりする能力のことだ。これは、ほぼ脳と記憶の科学に近く、音の専門家がわりと苦手とする分野である。

これに対して、もうひとつの印象的側面は体系的な説明ができる。まず、音色を表すには「美しい」「明るい」「軽い」などの形容詞（または形容動詞）が適している。そこで、これらの音色を表す形容詞を統計学的な手法を用いて分析してみたところ、いくつかのグループ分けができることがわかってきた。多くの研究の蓄積で、現在では、音色の表現は最低三次元の座標軸《ざひょうじく》で表せることがわかっている。

現在もっとも多く使われているグループ分けでは、ひとつめの座標軸は美的因子で、「澄《す》んだ―濁《にご》った」「きれいな―汚い」などの印象を表すグループ。

ふたつめは迫力因子といって、「力強い―弱い」などの印象を表すグループ。3つめは「硬い―柔らかい」「キラキラした―鈍《にぶ》い」など音の明るさや甲高《かんだか》さを表すグループで、使われる形容詞から金属的因子と呼ぶ人もいる。

この3つの因子を組み合わせると、個人の音の「好み」にかかわらず、かなり公平な観点で音色を表現することができる。各因子を三次元の座標軸にプロットすれば、音色の比較も可能だという。

このように、座標軸で音色を判断する方法を「SD法」といい、建築や音響など工学の分野で、科学的に音色を扱うときにも活用されている。

音楽を聴くと、「色」が見える人がいる！

音色は形容詞で表され、音楽を聴くと誰でも、「明るい」「暗い」「華やか」などのイメージがわく。これらのイメージは、なぜか視覚に関係するものが多い。

この視覚的イメージが、さらに強力に音と結びついている人たちがいる。彼らは音を聴くと「色が見える」のだといい、その能力は「色聴《しきちょう》」と呼ばれている。

色聴は「共感覚」の一種である。人間の感覚には、視覚・聴覚・触覚《しょっかく》・味覚・嗅覚《きゅうかく》のいわゆる五感があり、ふつうはそれぞれが独立して感じられる。

ところが、共感覚の持ち主は脳の中でふたつ以上の感覚の経路がつながっていて、ひとつの刺激でふたつ以上の感覚を感じるという。色聴もそのひとつだし、逆に色を見ると音が聞こえる「音視」の持ち主もいる。

色聴の持ち主は、たとえばトランペットの音を聞くと赤が見えるとか、特定の和音を聞くと金色が見えるという。

ある調査では、高い音ほど明度が高い色（明るく白っぽい色）と、低い音ほど明度が低い色と結びついていることがわかっている。

また、絶対音感をもつ人には色聴をもつ人も多く、そのような人々を調査してみると、ハ長調は白、ヘ長調は緑など、特定の色が曲調と結びつく傾向も見られるという。

緑を感じる人が多かったヘ長調の曲には、実際にベートーヴェンの「田園」など緑と関連の深い曲が存在する、というのも興味深い話だ。

こうした共感覚である色聴とは別に、冒頭で述べたとおり、音と視覚的イメージが結びつく感覚は、一般の人でもふつうに体験している。

おそらく、五感の中でも視覚から来る情報がもっとも多いことも影響しているのだろう。

音色を表す形容詞にも、白い、赤いなど色の表現が多く、たとえば甲高《かんだか》い女性の声を「黄色い声」というように、多くの人が共感できる感覚が慣用句として定着する場合もある。

ベートーヴェンは〝骨〟で音を聴いていたってホント?!

ベートーヴェンは、二十代後半に耳硬化症《じこうか》という耳の病気になり、不自由な生活を強いられるようになった。しかし、聴覚をほとんどなくしてからも作曲活動は衰《おとろ》えることなく、「第九交響曲」「荘厳《そうごん》ミサ曲」のような名曲を生み出している。

耳が聞こえなくなってしまったのに、いったいどうやって？ と疑問に思う人は多いだろうが、ベートーヴェンは人の声は聞こえなくても、ピアノの音は聞こえたのである。それは、タクト（指揮棒）を口にくわえ、ピアノに押しつけて音を聴くというものだった。

ピアノを弾くと、ピアノから大きな音が出て、ピアノ本体も震《ふる》える。ピアノの振動はタクトへと伝わり、タクトの振動はタクトをくわえた歯に伝わり、歯から頭蓋《ずがい》骨《こつ》、さらに内耳《ないじ》へと伝わっていく。このようにして、ベートーヴェンは音を聴いていたのである。

これらのことからわかることは、骨でも音が聞けるということ。鼓膜《こまく》の振動だけではなく、頭蓋骨の振動によっても内耳に音を伝えることができる。つまり、「骨《こつ》導音《どうおん》」である。

このベートーヴェンのエピソードがきっかけとなって、利用された技術が「骨伝導」。骨伝導の仕組みを応用して、骨伝導補聴器や骨伝導電話、骨伝導ヘッドホンのような製品の開発につながっていくのである。

ベートーヴェンが本当に音を聞くことができなかったか否かにはいまだ諸説があり、はっきりしたことはわからないが、いずれにしても、聴覚に障害をもっていたことに間違いないといえる。

そんな聴覚障害を抱えた〝無音〟の世界の人が、骨を振動させて伝わる骨導音を聴き、あれだけの音楽をつくり出していったのには感服するしかない。

まさに、偉大という言葉がふさわしい天才である。

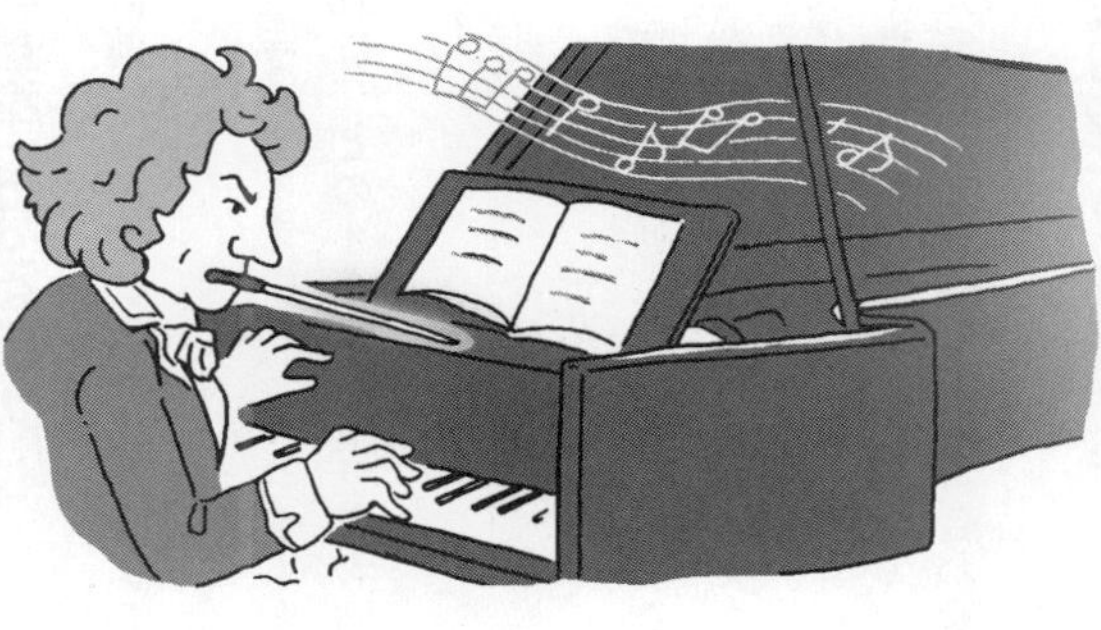

オーケストラの音合わせで、オーボエが基準になるワケ

クラシックのコンサートに行くと、本番の演奏の直前に、オーケストラがスタンバイしていっせいに音合わせをする。

このとき最初に「オーボエ」が標準音であるA音（ラの音）を出し、それをもとにほかの楽器がA音のチューニングをしていく。これは、どのオーケストラでも同じで、必ずオーボエに合わせることになっている。

では、なぜオーボエなのか？　理由はふたつある。

ひとつめの理由は、オーボエが木管《もっかん》楽器であること。一般に、管楽器の場合は、使いはじめると管の中が温まり、それにつれて内部の気柱の振動数が上がる。すると音程が徐々に上がってしまうのである。とくに金管《きんかん》楽器の場合は、管の素材である金属の温度変化が大きいため、音程が変わりやすい。

その点、オーボエは木管であるうえに管壁が十分に厚く、音程の変動が少ない。しかも楽器の特性上、A音のあたりの音域がいちばん安定しているので、音合わせの基準に最適なのである。

ところがふたつめの理由というのが、これとは正反対のような話で、「オーボエ

は音の調整が難しいから」ということになる。オーボエは木管にさした2枚のリードを使って音を出すダブル・リードと呼ばれる楽器だが、構造上、調節できるところがこのリード部分しかない。

ときにはリードを削るなどしてチューニングを行なうので、演奏の直前に調整するのは無理な相談だ。同じ木管であるクラリネットはどうかといえば、管が分割されているのでジョイント部分を調節して音合わせが可能だし、ほかの楽器も微調整が可能。

以上の理由により、オーケストラ全体の音を合わせるためには〝チューニングが不可能〟であるオーボエに、ほかのパートが合わせてあげるしか方法がないともいえるのだ。

ちなみにオーボエは、数ある楽器の中でももっとも演奏が難しい楽器といわれており、音を出すだけでも、相当な苦労を要する。面白いことに、日本で昔ラーメン屋台のシンボルだった「チャルメラ」もじつはダブル・リードで、ルーツとなった楽器はオーボエと同じ。

もとは同じ楽器だったというのに、東へ渡ったチャルメラのほうは、オーボエとは正反対に、なんともお手軽な楽器に変化したものである。

グランドピアノは、なぜ鳥の羽のような形をしている？

ピアノは世界でもっともポピュラーな楽器のひとつ。ピアノを弾く人なら誰でも一度は憧れるのが、グランドピアノだろう。

ひと口にグランドピアノといっても、家庭用のものからコンサートホール用まで、大きさにはけっこうな差がある。奥行きは、小さいもので150センチメートル（cm）から、大きいものは300センチメートルくらい。

ただし形状は基本的に同じで、上から見ると鳥の羽のように見える美しい曲線が特徴だ。この形は、ピアノという楽器の〝音を出す仕組み〟に直接関係している。

ピアノは、鍵盤《けんばん》につながったハンマーで金属の弦を叩《たた》いて音を出す楽器だ。一般には鍵盤楽器という言い方をするが、音源は弦であり、ハンマーで打つことで音を出すので「打弦楽器」ということもある。

一つひとつの鍵盤には、それぞれ1本ずつ、異なる長さの弦が対応している。そして、このそれぞれの弦の長さが、鍵盤のピッチ（音程）を決めている。

音の高さは本来、周波数によって決まる。繰り返し出てきたように、周波数とは1秒間あたりの振動数。ピアノの場合は、金属弦の固有振動数が、そのまま音程と一致する。

固有振動数というのは、物体そのものがもつ、もっとも振動しやすい周波数のこと。物体はこの固有振動数で振動するとき、最大限の振動を見せる。この振動が「共振」であり、共振によって出る音が「共鳴」である。

つまりピアノは、もっとも美しく共鳴して効率よく最大の音が出るように弦をあらかじめ用意し、それを叩いて音を出すという、考えようによっては相当シンプルなつくりの楽器なのである。

固有振動数は長さに「反比例する」。ピアノでいうと低音の弦は長く、高音の弦は短くなり、その変化は弧《こ》を描く。こうしてグランドピアノは、左（低音）に行くほど奥行きが長く、右（高音）に行くほど短い、鳥の羽のようなフォルム

グランドピアノの構造

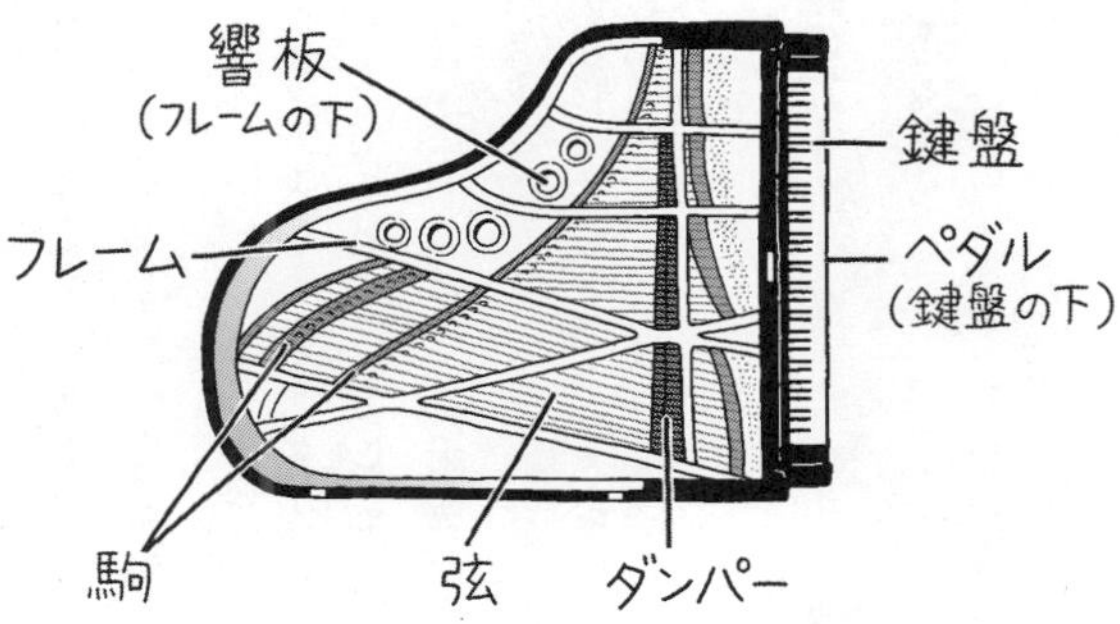

になったのだ。

本当はもう少し低音側が長くなるはずだが、固有振動数には重さも影響するため、低音では太くて短い巻き弦が使ってある。これが、結果として美しいカーブを生み出しているわけだ。

「弦の長さに合わせて外観をつくらなくてもいいのでは？」と思うかもしれない。しかし、もし弦を囲む箱のかたち（響板《きょうばん》）を長弦に合わせた立方形にしてしまうと、箱自体の固有振動数（中の空気の体積によって固有振動数が生じる）による影響が大きくて、音のバランスが崩《くず》れてしまう。今の形状がベストなのだ。

ちなみに、縦型のアップライトピアノも、外観は立方形に見えるが、中でちゃんと振動部分を斜《なな》めにし、最適な共鳴が得られるように配慮《はいりよ》されている。

カラダとココロを動かす音楽の力

「胎教のための音楽」は、本当に効きめがある？

ポピュラー音楽と違って商業的な大ヒットが少ないクラシック音楽が、ときおりぐんと売り上げを伸ばすことがある。

よくあるのが、著名人が「胎教《たいきょう》のため」といって紹介したものがヒットするケースで、モーツァルトの作品集がブームになったこともあった。

では、本当にクラシック音楽は、胎教によいのだろうか？　胎児の聴覚が発達してくるのは、妊娠20週前後（5～6か月）からで、音の高低や大小の区別がつくのは28週（8か月）以降である。

とくに、母親のおなかが大きくなって腹壁が薄くなる妊娠24週（7か月）以降は、外からの音がよく聞こえるようになるといわれている。

ただし、そこでモーツァルトを聞かせたからといって、残念ながらその音色やメロディーを胎児が鑑賞できるわけではないようだ。

胎児は羊水《ようすい》に包まれているので、プールに潜《もぐ》っているのと同じ状態。水に潜った経験のある人ならわかると思うが、外の音はかすかにしか聞こえない。

むしろ、水中を伝わってくるゴボゴボいう音などのほうが大きく聞こえる。胎児の場合は、体内を直接伝わってくる母親の心拍《しんぱく》音や血流音が、ドクンドクンと大きく聞こえているのだ。

生後、赤ちゃんに心拍音や水の流れる音を聞かせると落ち着く、というのは本当の話で、胎内で聞き慣れた音に安心するからなのである。

というわけで、「この音楽が胎教にいい」という話にはほとんど信憑性《しんぴょうせい》がない。

ただし、母親が音楽を聞いてリラックスすると、胎内環境も整い、胎児にもよい影響をあたえることは事実だろう。

まったく効果がないわけではなく、母親が音楽を楽しむこと自体にメリットがあると考えればいい。

ちなみに、胎内には高い音はほとんど伝わらず、周波数の低い低音域ほど伝わりやすいことがわかっており、とくに伝わりやすいのは300ヘルツ（Hz）以下の音域といわれている。外から話しかけるような場合は、ソプラノの女性の声より、父親や祖父の低音の声のほうがよく聞こえているらしいのだ。

クラシック音楽を聴いていると、なぜ眠くなる？

胎教はともかく、クラシック音楽は母親をリラックスさせる効果があることは事実だ。クラシック音楽を聴いていると眠くなるという話もよく聞くが、これに関連して過去にちょっとしたブームになったのが、何度か出てきた「1／fゆらぎ」である。

モーツァルトやベートーヴェンの曲には1／fゆらぎの要素が含まれていて、このゆらぎが脳にアルファ波を発生させ、眠りを誘うという説である。

1／fゆらぎのfは、「frequency＝振動数」の頭文字。つまり1／fは振動数に反比例する、という意味になり、もともとは物理学・工学分野の研究から出てきた言葉だ。

音にかぎらず、自然界での振動による運動を観察すると、強くなったり弱くなったり、微妙に変化しているのがわかる。簡単にいうと、その変化が〝ゆらぎ〟であり、周波数が高いものほど弱まり、周波数が低いものほど強まる傾向がある場合を、1／fゆらぎという。

音楽でいえばラジオのノイズの「ザー」という音と、メトロノームの規則正しい音の中間に当たるのが、1／fゆらぎの音で、不規則性と規則性がうまく調和した音といえばいいだろうか。

理論はともかく、小川のせせらぎ、小鳥のさえずりなど、いかにも心やすらぐ自然の音には、1／fゆらぎの特性をもっているものが多い。人間の心臓の鼓動《こどう》も、規則正しい中にもときおり微妙なリズムの変化があり、この変化も1／fゆらぎなのだという。

さらに調べていくと、細胞の活動、とくに脳の神経細胞が電気信号を処理するさいに生じるゆらぎも、1／fになっていることがわかってきた。

つまり、1／fゆらぎは人間にとって、もともと生理的に非常に受け入れやすいものであり、この特性をもつ音を聴くと、自然にリラックスできるというわけだ。

作曲家がゆらぎの特性を知っていて効果を狙ったわけではないだろうが、みずからの身体からわき起こる音楽の表現というのは、自然に、人間にとって心地よいゆらぎをもつ音の構成になるのかもしれない。

みなさんも疲れたときには、自然の音やクラシック音楽を聴いて、脳のリラクゼーションを図《はか》ってみてはいかがだろう。

「モーツァルトを聴いた牛」は、たくさん乳を出すって?!

前項で出てきた1／fゆらぎが心地よいのは、ゆらぎによって適度な変化が起きるからだ。

たとえば警告音などに使われる「ピー」という音は、単一の周波数からなる純音で、安定した音ではあるが、まったく変化がないため心地よいものではない。

これとは逆に、テレビ放送終了後のホワイトノイズはランダムな周波数の集まりで、これも不安をかき立てる不愉快な音である。

考えてみれば当然のような話だが、自然界にはまったく規則的なものもないし、まったく不規則なものもない。適度なゆらぎがあってこそ自然なのだ。

だとすると、人間社会の近くで生きている農作物や家畜《かちく》動物は、生理的に受けつけない不自然な音に囲まれて、けっこうなストレスを感じている可能性があるのではないか？　その場合は、人間と同じように音楽が役に立つかもしれない。

そんな考えを裏づけるような、驚くような実話がたくさんある。

まずは、「乳牛に音楽を聞かせると、乳を出す量が増える」という話。

農林水産省の畜産試験場で実験したところ、実際に

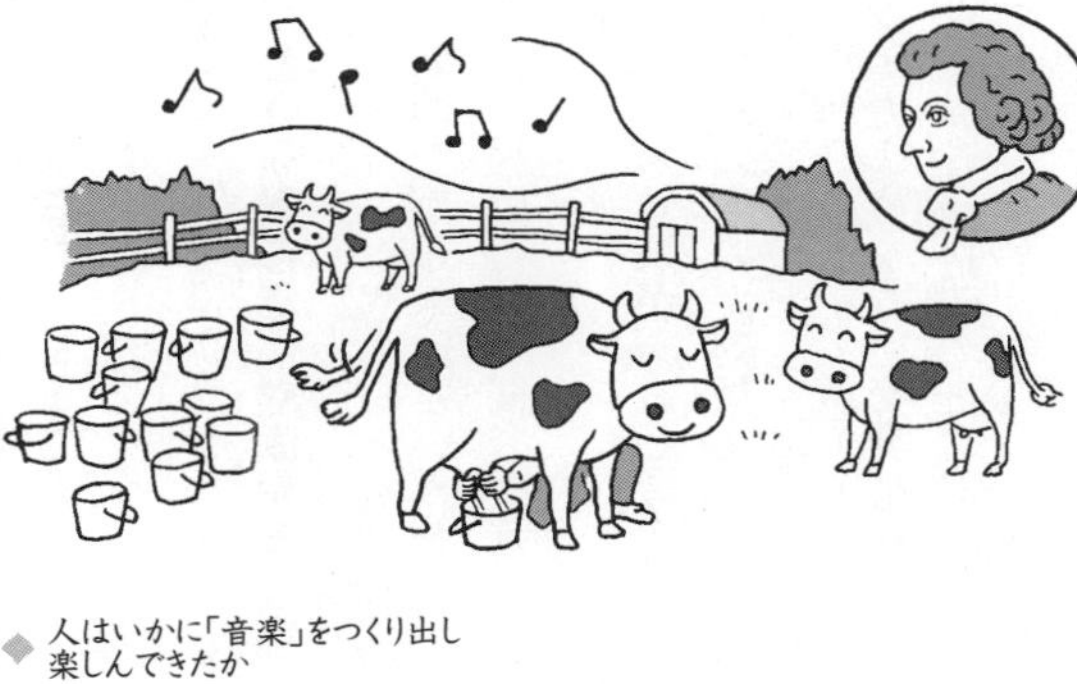

音楽を聞かせた牛の乳量が、2〜3パーセント増量するというデータが得られたという。植物では、「トマトにモーツァルトを聞かせたら成長が促《うなが》され、甘くて大きな実をつけた」という農場もある。

また、最近増えているのが、日本酒やワインの醸造《じょうぞう》過程で「酵母《こうぼ》にクラシック音楽を聞かせると発酵《はっこう》が活性化され、うまい酒ができる」という報告だ。やはりモーツァルトやベートーヴェンがいいのだとか。

もっとも、これについては真面目に検証した人がいて、名曲だからいいというわけではないらしい。音楽を純粋な振動に変換して実験すると、振動だけで同じように発酵促進効果が出たというのだ。

牛の場合は聴覚も脳もあるので、人間と同じようにリラックス効果があると考えてもよいが、酵母には聴覚などないから、音楽ではなく振動そのものが効果をもたらす、というのが正解のようだ。

現実には、音楽を大音響で〝聞かせて〟も、実験で行なったような振動を発酵槽内に届けるのは無理があり、そうなるとうまい酒ができたという醸造所では、実際には何が起こったのか、そこまではわかっていない。

いずれにしても大人気のモーツァルトだが、その楽曲には1／fゆらぎだけでなく〝脳を活性化させる〟といわれる8000ヘルツ以上の高周波音が多く含まれている。トマトや酵母には脳はないけれど、〝細胞を活性化させる〟と考えれば、案外そのへんが謎を解くかぎになるかも。

少なくとも人間の脳は活性化してくれるというから、気分転換したいときなど、試してみてはいかがだろう。

晴れの〝檜舞台〟は、音もいいという真実

晴れの舞台のことを「檜舞台《ひのき》」という。この言葉は、本来、能や歌舞伎《かぶき》の舞台からきており、おおもとの語源は、京都の清水寺の舞台がヒノキ材であることに由来する、といわれている。

この「檜舞台」、じつは音楽にとってもさまざまな意味で優《すぐ》れた素材といえる。

オーケストラでもっとも低音域を担当するコントラバスを例に見てみよう。コントラバスは床に直接置いたかたちで演奏するため、演奏したときに聞こえてくる音が5種類もある。

まず、楽器から耳まで直に振動が届く直接音。次に、反射によって起こる床反射

音と、壁反射音。また、楽器の脚から振動が伝わって床に生じる直接加振音。最後に、楽器の音圧が床を揺さぶることによって起こる音響加振音である。

よく見ると、床に関連する音が、5種類のうちじつに3種類もある。この例からもわかるように、床というのはまさに〝楽器の一部〟なのである。

なかでも床材自体の特性と密接に関係するのが、直接加振音と音響加振音。同じ音を出したときのコンクリートとヒノキの床を比べると、基音《きおん》（基本の振動数で決まる音、出る音の最低音）と倍音（基音と同時に形成される上の音）の周波数は変わらないが、音圧のバランスがまったく違う。

簡単にいうと、コンクリートの床は倍音の響きが薄く、深みのない音になる。ヒノキのほうが全体に音圧が豊かで、倍音を含めて美しい反響が期待できる。音の三大要素のひとつである「音色」が、まったく違ってくるのだ。

ヒノキは音楽にとっても、やはり檜舞台となりうる。コスト的にステージのすべてをヒノキにすることができないときも、そこは科学の力を使って、ヒノキに近い振動特性をもつ床材が、低コストでつくられればいい。実際にそのような試みが、さまざまな角度から進められている。

えっ！音のない曲が存在するって？

20世紀はじめに生まれて20世紀末に亡くなった、ジョン・ケージという名のアメリカの作曲家がいる。

彼の作品は、いわゆる現代音楽、前衛《ぜんえい》音楽、実験音楽などに分類されることが多いが、なかでももっとも実験的な作品といえるのが、『4分33秒』だろう。

この曲の楽譜《がくふ》には、音符《おんぷ》がひとつも書かれていない。あるのは、「第1楽章－休憩　第2楽章－休憩　第3楽章－休憩」という指示だけ。

演奏形態も、オーケストラでもピアノソロでも何でもよい。それぞれの楽章の演奏時間は、演奏者の自由とする。そして「実際に演奏する予定の合計所要時間を、曲のタイトルにしなさい」というのが作者の指示だった。

この曲は1952年、アメリカ・ニューヨーク州で、あるピアニストによって初演され、その際の合計時間が4分33秒だった。そのために以後、この曲を通称『4分33秒』と呼ぶようになったのである。

それにしても、演奏家はどうやってこの曲を表現したのだろうか。初演のさいはピアニストがピアノの前に座《すわ》り、一定時間をそのまま過ごし、休憩を挟んで第2楽章までの時間を終えると退場した。それだけである。まさに何もしない曲なのだが、その意図《いと》は「無音を聴くこと」ではないか、といわれている。

そもそも、コンサート会場でまったくの無音をつくり出すのは無理な話。むしろ、演奏しないことによって、会場内のさまざまな雑音や人々の発するざわめき、外から聞こえる風の音、木々の音、小鳥のさえずりなどを聴くことが、作者の本意と考えられている。その後も何度か演奏され、〝無音のＣＤ〟も出ているという。

作者ケージの意図が本当にそのようなものだったのかどうか、今は知る由《よし》もないが、前にも紹介したように、地球上には天然の無音空間は存在しない。無音をつくり出すためには無響室といって、自分が発する足音や吐息《といき》さえも反響して聞こえることがないよう、特別につくられた部屋が必要である。

だが、こうした部屋に一歩入っただけで、人は不安になり、ストレスを感じるという。だとすれば、ケージの狙《ねら》いは「無音の恐怖」、裏返せば「音のあることのありがたみ」を聴衆に味わわせることにあったのかもしれない。

6

日本人が、英語の発音を苦手とするもっともなワケ

——ところ変われば「耳・脳・言葉」もこんなに変わる——

「おしゃべり」と「声」の気になる話

オバさんが電話に出ると急に声が高くなるワケ

職場や家庭などで、周りの女性が電話に出るときの声が、ふだんの声と比べて高いなと感じることはないだろうか。

あるいは女性のほうは、自分では意識していなくても、周りから電話に出るときだけ声が高い、という指摘を受けたことがあるかもしれない。

この傾向は若い女性よりも、三十代、四十代以降の女性に顕著《けんちょ》に見られるようだ。男性の場合ではこのようなことは感じないのに、なぜ女性だけ声が高くなってしまうのだろうか。

電話に出るときはどうしても緊張してしまうので、少し声が上ずってしまうということはあるかもしれない。

また、職場などでは取引先と電話でやりとりするので、できるだけ感じよく、ていねいに話そうとする。明るい声を出そうと思うと、どうしてもよそ行きの高い声になってしまうこともあるだろう。

年を取ると、声帯《せいたい》は徐々に衰《おとろ》えていくもので、実際の女性の声は、だんだんと低くなっていく傾向にある。

男性は、変声期を経たあとではほぼ声の高さは一定だが、女性の場合、男性ほどはっきりとした変声期はないものの、成人したあとでも声が変わっていく。

女性が電話に出ると声が高くなってしまうのは、対外的に自分の年齢を隠したい、若く見せたい、という意識が働くために起こる、適応規制だといえるのかもしれない。

興味深いのは、こうした現象は、どうやら日本女性に特有のものだということである。日本に来て仕事をする外国人などにとっては、女性たちが電話に出るときだけ急に声が高くなるのが、非常に奇異《きい》に映るという。

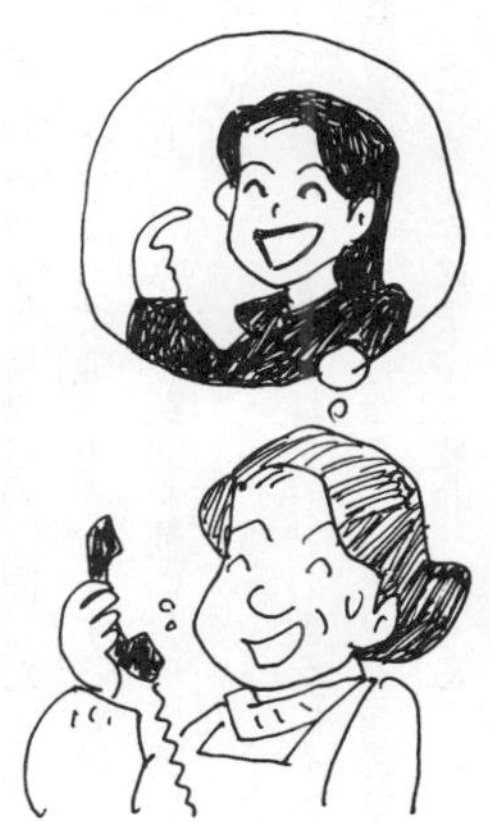

日本ではよくあることなので、自分で声が高くなっているのに気づかないことも多いかもしれないが、海外では「高い声＝甘えている」ように受け取られかねないので、要注意かも。

SEX中、日本女性は「ア〜ン」で欧米人は「オ〜」なのは？

いきなりで何だが、アノ行為のときの女性の声は、日本人と欧米人とでは違うのだという。日本の女性は「ああ！」や「あ〜ん」だが、欧米の女性は「お〜！」のような声だというのだ。この違いはどこからくるのだろうか。

これはやはり、言語が違うからだ。

それぞれの言語で表現される擬音《ぎおん》語や感《かん》嘆《たん》の言葉には違いがある。犬の鳴き声の描写が、日本語では「ワンワン」だが、英語では「バウワウ」になるのと同じだ。

犬が国によって違う鳴き方をするわけではないし、日本語や英語を使い分けて鳴いているわけでもない。

その鳴き声を聞く耳が、どのようにその音声を解釈し、自分たちの言語がもつ音に当てはめるかによって変わってくる。

また、日本語では驚いたときは「あっ！」で、ため息をつくときも「あ～あぁ～」となるが、欧米なら「oh！」「oh～！」となる。聞いた音の解釈が違うように、感情表現や描写の仕方も違ってくるはず。だから、日本の女性は「あ～」で欧米の女性は「お～」というわけだ。

ちなみに、日本ではオーガズムのときには「イク」というが、これがアメリカでは「I'm coming（来る）」となるそうだ。

人は話の内容より「声」によって説得される！

初対面の人と話すとき、あなたはどうやって相手の人となりを判断するだろうか？

アメリカの心理学者メラビアンが調査をしたところ、驚くべき結果が導き出された。

相手の性格や人間性を判断する要素としては、まずいちばん重要なのは顔で55パーセント、次に声で38パーセント。で、話の内容はたった7パーセントにすぎなかったという。

顔で印象が左右されてしまう、というのは、まあ意外性はなく、諦《あきら》めるほかないが、話の内容よりも声のほうがずっと重視されるというのは、少々ショッキングな結果ではないだろうか。

たしかに一流どころのナレーターの声などは、話している内容にかかわらず、聴いているだけでこちらを心地よくさせてくれる。

また、いつの時代になっても詐欺師《さぎし》に口八丁《くちはっちょう》で騙《だま》されてしまう人がいるのも、このセオリーを考えると、なるほどという気もしてくる。

最近では、「人は見た目が9割」などといわれたりして、見た目もイマイチで声も悪いという人はどうすればよいのだ？　と思ってしまう。

最近のインターネットでのアンケートのなかには、見た目を重視する割合は7割が最多という結果のものもあった。

しかし、この場合の「見た目」には、顔だけでなく態度や言動など、その人が表現しているものすべてを含めて、という意見も見られた。

そうなると改善の余地はあるわけで、話し方や声のトーン、速さなどに心配りをすれば、声の部分ではある程度印象をよくすることができるかもしれない。

話す前の印象は悪くても、話してみたら意外にいい人だった、というのもよくあること。

見た目は美しいが味のないリンゴと、多少不格好《ぶかっこう》でもとびきり美味しいリンゴなら、ただ飾って眺《なが》めるのでもないかぎり、不格好でも美味しいリンゴのほうがいいに決まっている。

もちろん見た目や声を磨《みが》くと同時に、中身も磨いておくのに越したことはありませんけど。

なぜヤンキーは、あの独特なしゃべり方をするのか？

いわゆるヤンキーや彼らの兄貴分たるそのスジの人々は、喧嘩《けんか》などで相手を威嚇《いかく》したり、罵倒《ばとう》したりするとき、やたらと「ら行」を強調するという言語学的特徴がある。

たとえば、「お前らナメとったら殺すぞコラ」といった場合、実際には、「うおまえるららぁナメとったららぁころろろすぞこるららぁ！」に聞こえる。

どうも、「らりるれろ」を、過剰《かじょう》に巻き舌で発音しているようだ。思いっ切りドスのきいた声でこんなふうにやられると、ま、かなり威圧《いあつ》感があって怖い。

それにしても、どういうわけでこのような口調が定着したのだろうか。

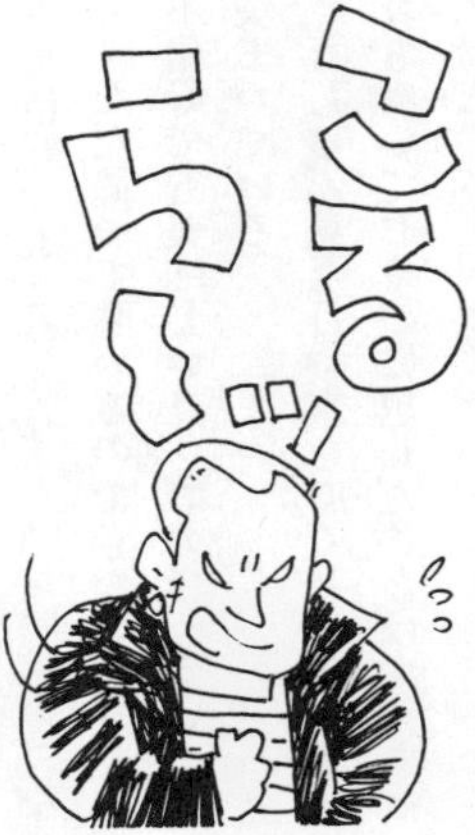

この口調は、江戸言葉からきていると思われる。「べらんめえ調」といわれる、江戸っ子の言葉だ。元気で威勢《いせい》がいいが、少少荒っぽく、ら行の音を巻き舌のようにして震《ふる》わせる傾向がある。

また、ひと口に江戸言葉といっても、職業や階級などによって言葉づかいは細かく違っていたようだ。

「べらんめえ調」は、お客さん相手の商売

をする商人たちには、ていねいさに欠けるとしてあまり使われず、もっぱら職人階級の人たちが使っていたようだ。

そして、その時代にべらんめえの江戸言葉を使っていた江戸っ子たちが重んじていたのが俠気《おとこぎ》の精神。ヤクザの世界でいわれる「任俠道《にんきょう》」もこの言葉からきている。

もちろんはっきりとした由来はわからないが、ヤンキーはヤクザっぽい言い回しや態度をまねるものなので、その結果の「ら行」の強調、ということになったのではないか。

また、関東のヤンキーも、近ごろは関西弁の混じった「ら行強調言葉」を使うが、これは関西がそのスジの本場であり、かつて関西を舞台としたヤクザ映画が一世を風《ふう》靡《び》したその名残《なごり》だと思われる。

私たちもまた、任俠映画やテレビドラマなどで、怖いお兄さんたちが使うのはこんな言葉、と刷《す》り込まれてしまっている部分があるので、よけいびびってしまうのかもしれない。

しかし、ヤンキー言葉ももとは江戸っ子の言葉と思うと、もちろん怖いことに変わりはないが、面白くも感じられる。

ミッキーマウスの声が〝裏声〟である意外な理由って？

「僕、ミッキーマウスだよ！」という、みんなおなじみのミッキーの声。

男の子にしては甲高《かんだか》い独特の裏声なので、不思議に思われる人もいるのではないだろうか。日本版のミッキーマウスの声は当然日本人の声優が演じているので、日本独特なのかと思うと、アメリカのミッキーも裏声だ。

いや、正しくはアメリカ版ミッキーマウスの声が裏声なので、日本もそれにならったのである。

なぜミッキーマウスが裏声になったのか？　その歴史を遡《さかのぼ》っていくと、初期のミッキーマウスにたどりつく。

当時、ミッキーマウスの声を演じていたのは、なんとミッキーマウスの生みの親であるウォルト・ディズニーその人だった。

親しみやすさを出すためなのかどうかはわからないが、ウォルト・ディズニーがミッキーを演じるときにはふだんの声ではなく、裏声を出していたことから、「ミッキーマウス＝裏声」となり、現在にいたっているのである。

ちなみに、現在アメリカ版のミッキーの声を務めているウェイン・オルウィンの妻は、ミッキーのガールフレンド、ミニー役の声優だそうだ。

「ツルの一声」というけれどどうして「ツル」なの？

「ツルの一声《ひとこえ》」とは、それまでの議論の内容にかかわらず、問答無用で周りを従わせてしまうエライ人の意見のこと。

では、実際のツルの一声とは、いったいどんなものなのだろうか。

ここでいう「ツル」は、日本で古くから親しまれているタンチョウを指す。

タンチョウが鳴くときは、長い首をいっぱいに伸ばして「キュロー」と高くて大きな声をあげる。

雪原《せつげん》にこのよく通る声が響き渡ると、周りが一瞬しんと静まり返るほどのインパクトがあるとか。この鳴き声の影響力から、エライ人の発言を「ツルの一声」と呼ぶようになった。

ツルなどの鳥は、「鳴管《めいかん》」という器官で鳴き声を発している。

タンチョウはこの器官を動かす筋肉がとくに発達していることに加え、気管が首と同じぐらい長く、胸骨《きょうこつ》の中にまで入る形で曲がりくねっている。

そのため、鳴き声がトランペットのように共鳴し、あたりに響き渡る。

ちなみに、タンチョウは求愛活動のさいによく鳴くが、つがいなので、一声というよりは2羽で鳴き交わすようにして、オスがひと声鳴く間にメスはふた声鳴くそうだ。

日本語を「音」と「声」からひもとく

人類は、どうやって〝おしゃべり〟になれた？

言語をもち、それを使って自由に意思の疎通《そつう》が図《はか》れるのは、地球上の生物のなかで人間だけだ。ほかの生物は、鳴き声などである程度のコミュニケーションをとることができる動物はいても、人間のように自由に言葉を操《あやつ》ることはできない。

では、人間はいかにして言語を獲得したのか？　その歴史は、人類の進化そのものの歴史と密接にかかわっている。

人間と、遺伝学的に人間にもっとも近いとされるチンパンジーとの発声器官を比べてみると、人間の喉頭《こうとう》は、チンパンジーよりも奥深くにある。

声帯《せいたい》で生まれた音は、その上にある咽頭《いんとう》部分、「声道《せいどう》」とも呼ばれる空間で共鳴してさまざまな音色が与えられ、声として発せられる。

チンパンジーは人間と比べて高い位置に喉頭があり、その分、咽頭部分の容積が小さい。そのため、舌をあまり自由に動かすことができず、人間のように音を共鳴させることもできないのだ。

では、どのようにして人間は言語を発するのに適した身体の構造をもつようになったのか。簡単にいうと、それは人類が直立二足歩行をするようになったからだ。

直立二足歩行へと移行していく過程で、身体の前に突き出していた頭がしだいに首の上にのる形になり、鼻と口、顎《あご》は奥に引

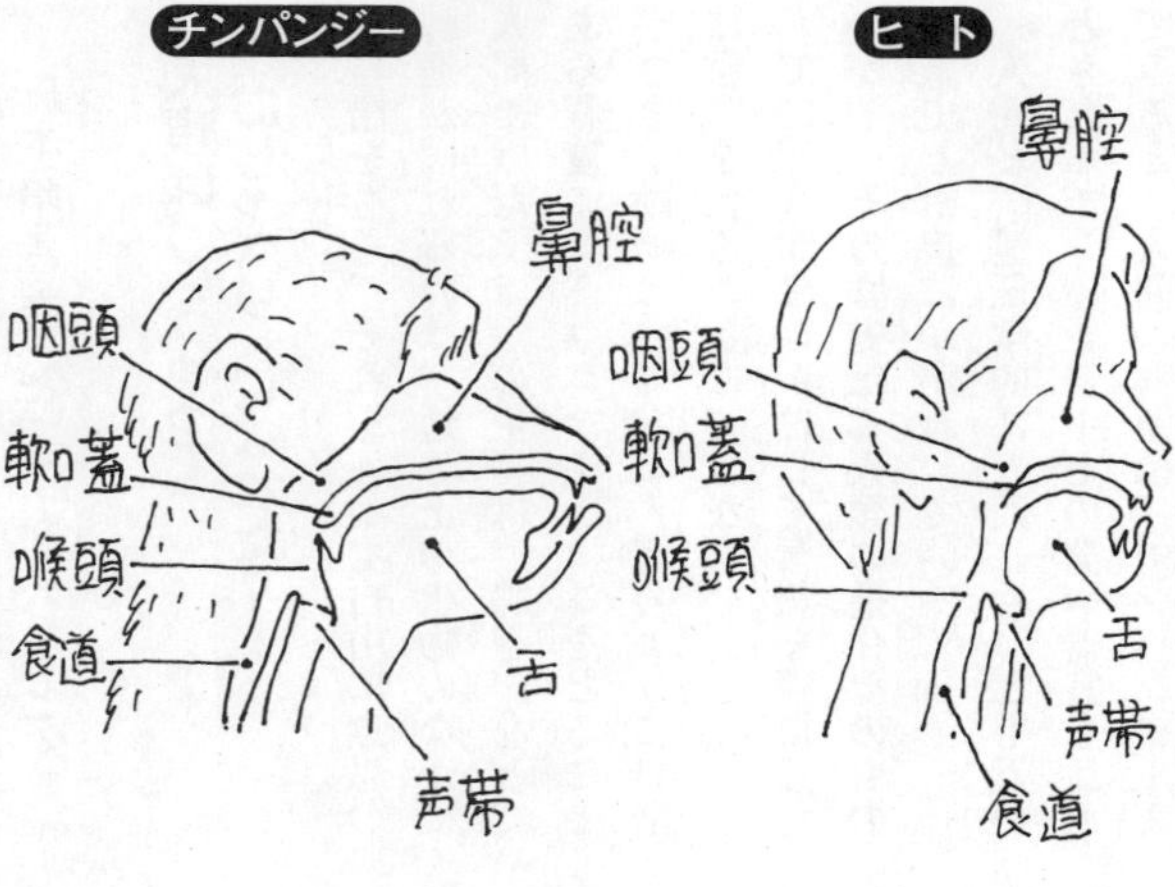

っ込んで、平坦な顔になっていった。

そのため、もともと喉頭があった場所にスペースがなくなってしまい、喉頭は下に下がった。このために人類の共鳴器官は、母音《ぼいん》だけでなく複雑な子音《しいん》も発声できるようになったのだ。

しかし、単にさまざまな音を発声できるだけでは、コミュニケーションツールとしての言語を発達させることはできない。

言語の発達は、人類が文化的にも進化を遂《と》げ、集団生活によって社会を形成し、生活様式を複雑化させていくことにより、さらに効率的に意思の疎通を図らなければならなくなったからだ。

人類が言語を獲得し、おしゃべりになったことは、身体的・文化的に進化してきたことの結果にほかならない。

もちろん、だからといって「おしゃべり」な人が、文化的に優れている、というわけではないのだが……。

早口言葉が言いにくいこれだけの理由

誰でも早口言葉で遊んだ経験をもっていることだろう。「コノタケガキニ、ダレタケタテカケタ」「トウキョウトッキョキョカキョク」のように、わざといいにくい言葉を並べた言葉遊びは、世界のさまざまな言語に存在するが、そもそもの話、こうした早口言葉はなぜこんなにもいいにくいのだろうか。

第一に、同じような音だが少しだけ違う言葉が繰《く》り返されるので、つい間違えてしまうということがある。「コノタケガキニ」

なら、カ行やタ行の音が繰り返し使われているためいいにくいのだ。

第二に、「キャ、キュ、キョ」や「ピャ、ピュ、ピョ」などの拗音《ようおん》が入ってくると、それだけで発音するのが難しい。

「トウキョウトッキョキョキョカキョク」などは拗音のオンパレードなので、いいにくいのは当然。そのほかには、発音するときに口の形を目まぐるしく変えなければならない言葉も、ついていくのが難しい。

たとえば「タケタテカケタ」の場合、「タ」と「テ」は口の中で舌を前のほうにもっていって（上あごにつけて）発音するのに対し、「カ」と「ケ」は舌を口の奥に引っ込めるようにして（上あごにつけずに）発音しなければならない。

「タケタテカケタ」だと、舌を前に出したら次は奥に引っ込め、その次はまた前に出し……、と目まぐるしく動かしながら発音しなければならず、スムーズに発音するのは話し手にとって至難《しなん》の業《わざ》だ。

ふだんの生活では多少あいまいな発音をしても、文脈から相手にわかってもらえることが多いが、早口言葉をいってみると、きちんと発音するのがいかに神経を使わなければならないものなのか実感されるはず。

また逆に、このような発音を難しくする要因をもつ言葉を組み合わせれば、自分で早口言葉をつくることもできる。

まずはキーワードとなる言葉を決め、それに似た言葉をたくさん集める。たとえば「りんご」なら、「臨時」「インコ」「3個」「金庫」といった具合。

これを組み合わせるが、多少意味が通ら

なくても文として成り立つならＯＫとしよう。すると、「インコが臨時に3個のりんごを金庫に入れた」と、一応早口言葉らしきものができる。

もっと内容を吟味《ぎんみ》して、拗音などを組み合わせれば、より難易度の高いものになるだろう。早口言葉をいうだけでなく、つくって遊んでみるのも一興かも。

早口な人の話がゆっくり聴ける装置がある！

5人にひとりが65歳以上という高齢化社会の日本。この流れを反映して、新聞や雑誌の文字は、どんどん大きくなっている。

しかし、テレビやラジオの音声にはあまり反映されていないようだ。バラエティ番組などではみな早口でまくし立てているし、ニュース番組でもそのほうがたくさん情報を伝えられるといわんばかりに、早口で原稿を読んでいるような印象がある。

お年寄りのなかには、このような放送を聴くと、早すぎて意味がすぐには頭に入ってこないという人もいる。

しかし、「話速変換装置」を使えば、そんな悩みも解決できる。これはその名のとおり、早口で話された音声をゆっくりした速度に変換してくれるもの。

ゆっくりしたペースに変換するだけなら、単純に遅回しにすればいいだけのようにも思えるが、これでは女性の高い声も男性のような低い声になってしまい、聴きづらい。

遅回しにすると、声に含まれる各周波数がより周波数の低い方向へすべて移動してしまう。そのために声の共鳴も低いエリアに移動してしまうのだ。

その点、話速変換装置なら、話すスピードだけをゆっくりにすることができ、話者の声の特徴はそのままなので、違和感なく快適に聴くことができる。

また、この装置は話すスピードは落としても、全体の長さは変えないで処理ができることも特徴だ。なぜそんなことができるのか？

それは、話の速度を一律にゆっくりさせるのではなく、実際は話しはじめをゆっくりにし、徐々にもとの速度に戻しているから。こうするだけで、ぐっと聴き取りやすくなるのだ。

また、話の中での息継ぎや間《ま》の部分を利用することによって、全体の長さを変えずに聴き取りやすい音声にしているという。

皇族関係の方などは、みなゆっくりと、ていねいな話し方をされている。このような話し方はお年寄りにも聴き取りやすいだけでなく、非常に落ち着いていて、上品な感じがする。

話速変換装置の導入もよいことだが、私たち自身の話し方も、つい急ぎすぎたものになっていないか気をつけてみてはいかがだろう。

「あいうえお」はなぜ、この順番になった？

50音図といえば、誰でも知っているように「あいうえお」の順番で並んでいる。50音は日本語の音を母音と子音とで分類し、それを縦横の表に並べたもの。

横の列は母音が並んでいて、それぞれ上から順にあ段、い段、う段、え段、お段となっている。縦の列は子音が並び、あ行、か行、さ行、た行、な行、は行、ま行、や行、ら行、わ行だ。

私たちは、50音は「あいうえお」ではじまるのが当たり前だと思っている。

しかし、じつのところ、「あいうえお」の順で並べなければいけないという必然性はとくにないのだという。「おえういあ」でも「いうえあお」でもいいわけである。

実際、過去の文献の中には、50音を現在のものとはまったく異なる配列で並べたものもある。

50音が現在のような配列になったのは、室町時代以降と考えられているが、なぜそうなったのだろうか。

理由として考えられるのは、サンスクリットの音韻学《おんいんがく》。その母音をローマ字で表すと、日本語で対応する母音は「あいうえお」の順になっているのだ。

平安時代、早期の50音図を示した天台宗の僧である明覚《みょうがく》が、サンスクリットの音韻学である悉曇学《しったんがく》を学んでいたことからも、その影響は大きかったと考えられる。

また、もうひとつ影響を与えたと思われるのは中国の音韻学。中国では古くから、音を表記するのに1字目の頭子音と、2音目の母音以下の部分を組み合わせる「反切《はんせつ》」といわれる方法をとることが多く、これが日本にも伝わっていた。

そこで前述の僧・明覚が、日本語の仮名による反切の方式を説明するものとして、母音を同じ段に、子音を同じ行にまとめたのだ。このとき母音はあいうえお順だったが、子音は現在とは違い、「あかやさたならはまわ」という順になっていた。

これは発音するさい、喉《のど》に近く奥のほうで発音する「あかや」、舌を使って口の中で発音する「さたなら」、唇《くちびる》で発音する「はまわ」と、口の中の奥から外の順に並べたようだ。

現在、「や、ら、わ」の行は後ろに移動しているが、これは、悉曇学上、y、r、wが母音と子音両方の性質を兼ねた「半母音」とされていたことによるものと考えられている。

「カネオクレタノム」は7通りに解釈できる！

日本語の音節構造は単純だ。それゆえ、ダジャレや回文《かいぶん》として楽しめるだけでなく、多数の同音異義語の存在によって、混乱してしまうこともしばしばある。

たとえば、「カネオクレタノム」という文の場合、その意味するところの可能性をあげてみよう。

「金送れ。頼む」
「金をくれ。頼む」
「金、おくれ。頼む」
「金をくれた。飲む」
「金遅れた。飲む」

というあたりまでは正解できた人も多いはずだが、あとふたつある。

「金をくれたの？　むっ！」
「金、遅れたの？　むっ！」

というわけで、じつに7とおりもの解釈が可能。最近では、電報も漢字表記がふつうだし、こういったやりとり自体、携帯電話のメールですませることがほとんどかもしれないが、日本語は音だけでみれば、とても広い解釈の可能性をもっているのだ。

　あまりに同音異義語が多いため、読みそのもので区別してしまうものすらある。

「しりつ」の学校は「私立」なのか「市立」なのか音だけではわからないので、「わたくしりつ」「いちりつ」としたり、「化学」を「科学」と区別するために、前者を「ばけがく」といったりする場合だ。

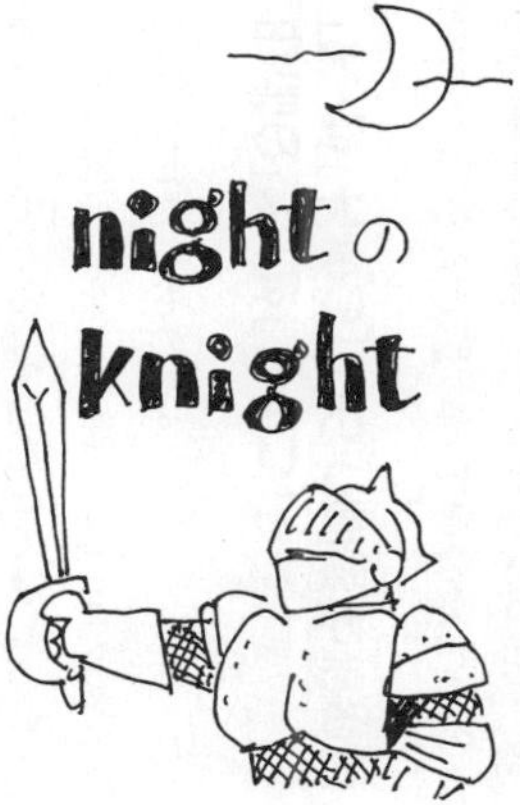

　もちろん、同音異義語はほかの言語でも存在する。そして日本語と同じように、聴覚だけで区別できない情報を、表記によって明確にしようとする工夫がみられる。
　英語の「knight（騎士《きし》）」と「night（夜）」は発音記号で見てみるとまったく同じ音になるが、「騎士」のほうに実際には発音しない「k」がついていることによって、文字ならばひと目で区別ができる。
　ドイツ語の「bund（束）」と「bunt（色とりどりの）」も同様だ。
　このように、言葉の意味は音だけで確定させることはできない、音は同じでも、文字が違えば別の言葉であるという意識は、日本語のように同音異義語の多い言語では重要になってくる。電話などで話していて、うっかり勘違いをしてしまうことも多いので、注意したいものだ。

母音の「イ」は「小さい」、「ア」は「大きい」という意味がある?!

私たちがふだん話している言葉、その音ひとつひとつに意味があるといわれても、すぐにピンと来ない人も多いだろう。

これは「音声象徴」「音義説《おんぎせつ》」といわれるもので、古くからある解釈の方法である。

その起源はギリシャ時代のヘラクレイトス（紀元前6～5世紀）まで遡《さかのぼ》る。彼の解釈を現代語でも応用できるという考えから、近代でも音そのものに意味があるとする説は、根強い人気をもっている。

それはどんなものかというと、デンマークの言語学者、イェスペルセンは次のように説明している

たとえば、母音の「i」は、「小さい、弱い、不明瞭《ふめいりょう》」「上品、優美」「鋭《するど》さ」を表すという。これを日本語の「イ」で考えてみた場合、「小さい」「チビ」「ヒリヒリ」などが当てはまる。

ほかの言語でも、英語の「little（小さい）」「thin（細い）」、フランス語の「petit（小さい）」、ラテン語の「minor（より小さい）」など、みな「イ」の母音を含んでいる。フランスの音声学者モーリス・グラモンは、「a」や「o」の母音は「大きいもの、積極的なもの」を表すという説を唱《とな》えた。

これも日本語では「明るい」「大きい」などが当てはまるし、英語では「maxima（最大限）」「grand（大きい）」「gross（太った）」

などがあり、なるほどと思わされる。

しかし、詳《くわ》しく単語を見ていくと「big（大きい）」や「small（小さい）」などのように、言葉の意味と母音の持つ意味が反対になってしまう言葉もあるのだ。

このような例もあり、現代において音義説は全面的に受け入れられるものではなくなっている。日本でも、サンスクリットの悉曇学《しったんがく》の影響で音義説の研究が行なわれ、江戸時代にはとくに盛んになった。

日本では、50音図の各行に特定の意味を見出す考えと、50音の一音一音に意味があるとする考えの、大きく二手に分かれた。

前者は「ア行は広く厚い音」「カ行は堅牢《けんろう》な音」「サ行は狭く小さい音」などとするもの、後者は「アは、事を初めて起こすときの音《こえ》」「メは、愛《め》でる、恵むなど、育て養《やしな》う意味」などとする説だ。

これらは言語学的に正しいと言い切れるものではないが、ひとつの解釈として、興味深いことに変わりはない。文学を楽しむときなど、ちょっと気に留《と》めてみると、新しい魅力を発見できるかもしれない。

文化が変える、わたしたちの「耳」と「脳」
国によって、くしゃみの表現はさまざま！

言語による擬音《ぎおん》表現に違いがあるものとしてよく引き合いに出されるのものに、くしゃみの声がある。

日本では「ハクション」が一般的だが、アメリカ人は「アチュー」と表現する。

これがフランスだと「アチュム」になり、ドイツは「ハッチ」、中国は「アッチ」、ロシアは「アプ・チヒ」など、お国が変わればくしゃみの表現もまさに千差万別。

日本人からしてみると、「ハクション」以外はどれも不自然で、私たちは日本語でくしゃみをしているのではないかと思うほどだが、何人であってもくしゃみは自国の表現通りの音だと思っているはず。

擬音語というのは、その言語の文化に深く根ざしたものなのだと実感させられる。

アメリカなどではくしゃみをすると、居合わせた人が「Bless You!（祝福あれ！）」といたわりの言葉をかけるが、ほかの国でも似たような習慣がある。日本でも、昔はくしゃみをすると、本人やまわりの人が「くさめ」と声をかけていたそうだが、この習

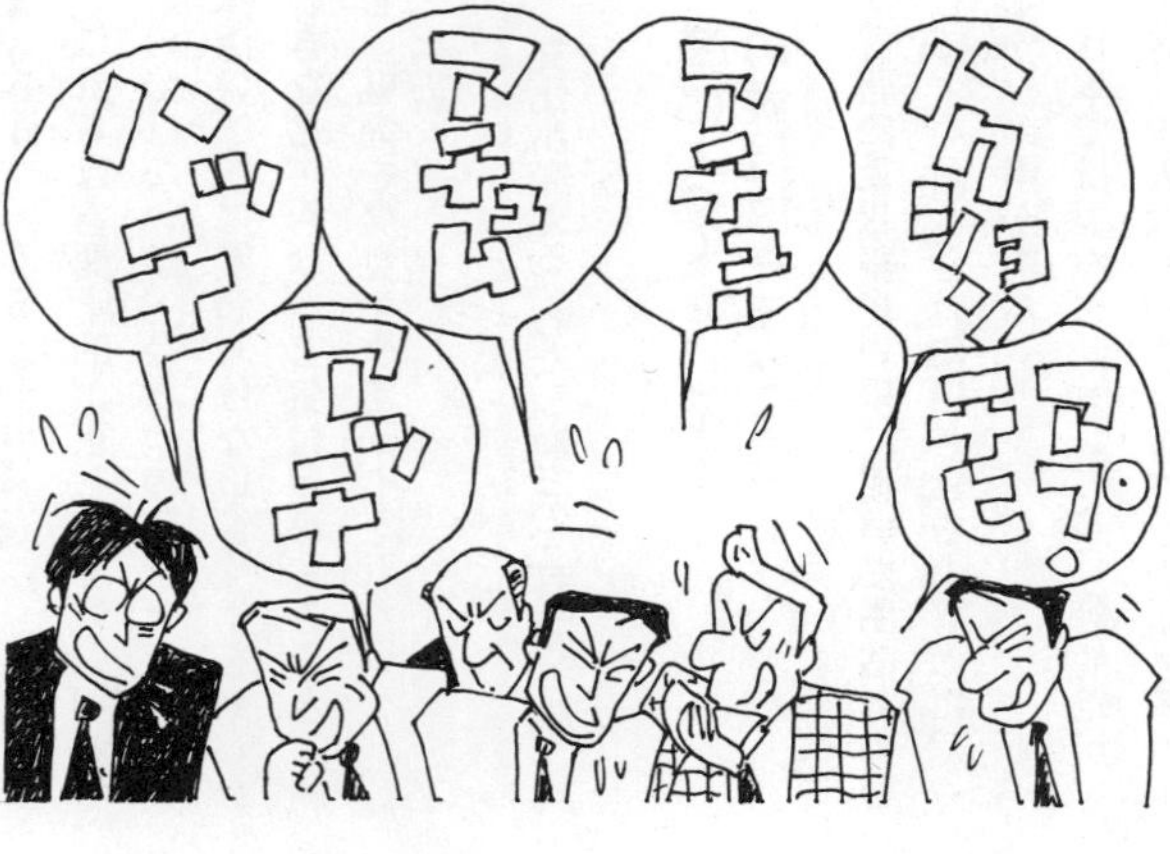

慣は明治時代までに廃《すた》れてしまったようだ。

日本人の声は「かたく」「きつく」「高く」聞こえるって?

人間の声は千差万別だが、民族によってもある程度の特徴がある。言語が違うように、それを発する声も、民族によって違いがあるということだ。この違いはそれぞれの言語が話され、発達してきた地域の環境によるところが大きいとされている。

寒さの厳しい土地で暮らしていると、発声のしかたもそれに合わせたものとなる。寒い日には呼吸するだけで気管や肺まで凍《こお》りついてしまうような環境であれば、話すときにできるだけ口を開かないようになる。そうなれば、その地域の言語は、自然に抑《おさ》え気味のこもった話し方となるだろう。

日本人からみると、中国人は甲高くまくしたてるような声だし、フランス人は軽やかに柔らかく話すようなイメージがある。反対に、外国の人の印象では、日本人の話し方は「声が比較的小さく、かたく、きつく、高い」というイメージだという。

日本人の発声の特徴もまた、その環境によるものと考えることができる。かたく、きつく聞こえるのは、そもそも日本語が子音のはっきりした言語であることもあるが、住環境の影響も大きいと考えられる。

日本の伝統的な住環境は、木造に畳《たたみ》であり、音の吸収率がいい。和室で生活していると、かたい音やきつい音が吸収されてしまうので、ふだんはあまり意識されない。

また、正座をしていると身体が緊張し、このよ発声もかたいものとなってしまう。このような感覚が伝統的に身についているためにホテルのロビーなど、よく声が通る空間で話すと、きつい声が目立ってしまうのだ。

また、体格にも関係がありそうだ。発声器官の長さは一般的に身長に比例し、長いほど低い声、短いほど高い声になる。

小柄な日本人の声は、どうしても高くなる傾向にある。そして気質の面からみても、日本人はあまり大げさな感情表現を好まず、控《ひか》えめな話し方をしがちなので、声に抑揚《よくよう》のない印象を受けるのかもしれない。

しかし、欧米化が進んだ現代の日本人にとって、和室での生活や控えめな気質というのは、一般的なものではなくなりつつある。そう考えると、日本人の声が低く大らかなイメージに変わるのも、そう遠い日ではないのかもしれない。

なぜ日本人には、犬の鳴き声が「ワンワン」と聞こえる？

人類の言語は、民族によってさまざま。では、犬の場合はどうなのか？ 犬にも、秋田犬は日本、チャウチャウは中国、シェパードはドイツというように、犬種によって原産国がある。ならば、犬も犬種によって鳴き声が違うのかといえば、そうではない。犬は人間ほど脳も文化も発達していない。どこの原産だろうと日本人にとっては「ワンワン」としか鳴かないのである。

いっぽう、外国では犬の鳴き声はどう表現されるかというと、たとえば、英語では「バウワウ」、ドイツ語では「ヴァウヴァウ」、フランス語では「ウアウア」、ロシア語では「ガフガウ」、スペイン語では「グァウグァウ」のようになる。それも日本のように「ワンワン」とひとつに決まっているわけではなく、その言い方には微妙な個人差があるという。

これは、ひとつには、右脳、左脳、どちらの脳で犬の鳴き声を聞いているかによるという。

右脳・左脳はそれぞれ得意な分野をもっている。右脳は「音楽脳」とも呼ばれ、音楽や機械音、雑音などを処理する。対して左脳は「言語脳」と呼ばれ、話す声など論理的で知的な処理を受け持つとされる。ここまでは、日本人もその他の国の人も同じだ。

ところが、動物の声を聞くとき、どちらの脳で聞くかというところで違いが出てくる。犬などの動物の声を聞くとき、日本人は言語脳で聞くのに対して、その他の国の人は、音楽脳で受け止める。

つまり、日本人は子どものころから「犬はワンワンと鳴く」というふうに犬の鳴き声を言語として教えられているため、どんな犬の鳴き声も「ワンワン」になる。

いっぽう、犬の鳴き声を音楽脳で受け止める外国人は、「犬の鳴き声＝ワンワン」のような〝公式〟がないため、その表現は〝耳で聞いたまま〟になる。彼らの犬の鳴き声の表現が多様なのはそのためだ。

犬は「ワンワン」、猫は「ニャーニャー」など、耳でとらえた音を表現した言葉は擬音語と呼ばれる。

日本人は擬音表現を多く使う国民で、その数は英語の4倍にものぼるという。動物の声にかぎらず、雨の「シトシト」、波の「ザブーン」、小川の「サラサラ」など、自然現象がまるで声をもっているかのように、擬音語、擬声《ぎせい》語が多用される。これは日本語のもつ顕著《けんちょ》な特徴といえるだろう。

では、なぜ、日本語に擬音語が多いのか。

それは、日本人の脳に原因があるという。日本人は動物の声を言葉と同じように受け入れているために、擬音語として表現する文化が身についていると考えられるのだ。

このような脳の違いは、日本人だからというより、日本語を母語としているから。外国人であっても、日本語を母語としていれば、動物の鳴き声を左脳で処理する。それとは逆に、日本人であっても、外国語を母語として育てられると、右脳で処理することがわかっている。

さらに、言語によって、母音や子音の数が違うことも理由のひとつ。日本語なら「ワンワン」は発音しやすいが、「ヴァウヴァウ」は発音しづらい。そんな違いも、犬の鳴き声にお国柄がある理由といわれている。

日本人が、英語の発音を苦手とするもっともなワケ

日本人の多くが、英語をマスターするうえで障害になるのが「発音」である。なぜ、何年も英語を習っているのに、発音はからっきし……という日本人が多いのか？

その大きな要因のひとつは、日本人が英語を聞き取る耳をもっていないからだという。日本語を母語として生活してきた場合、英語はなかなか耳に入ってこないのだ。

まず、日本語に含まれる音域と、英語のそれとではかなりの違いがあり、周波数が異なっている。

日本人の声は高いイメージがあるが、周波数でみると日本語は低周波成分を含み、英語は高周波成分を含んでいる。ずっと日本語を聞いて生活していると耳もその周波数に慣れてしまい、英語の周波数は聞き取りづらくなるのである。

周波数は、その言語がどのような音で構成されているのかで決まってくる。

日本語はほぼすべての音が母音と子音の組み合わせで構成されているので、聞くときにもつい母音を追ってしまいがちだが、英語の場合は子音が続く音も存在する。

英語には20の母音と24の子音、合わせて44の音があるのに対し、日本語はその約半数の音しかない。日本語にはない音が出てきた場合、それに耳がついていけず、発音そのものも、日本語では発しない音なので

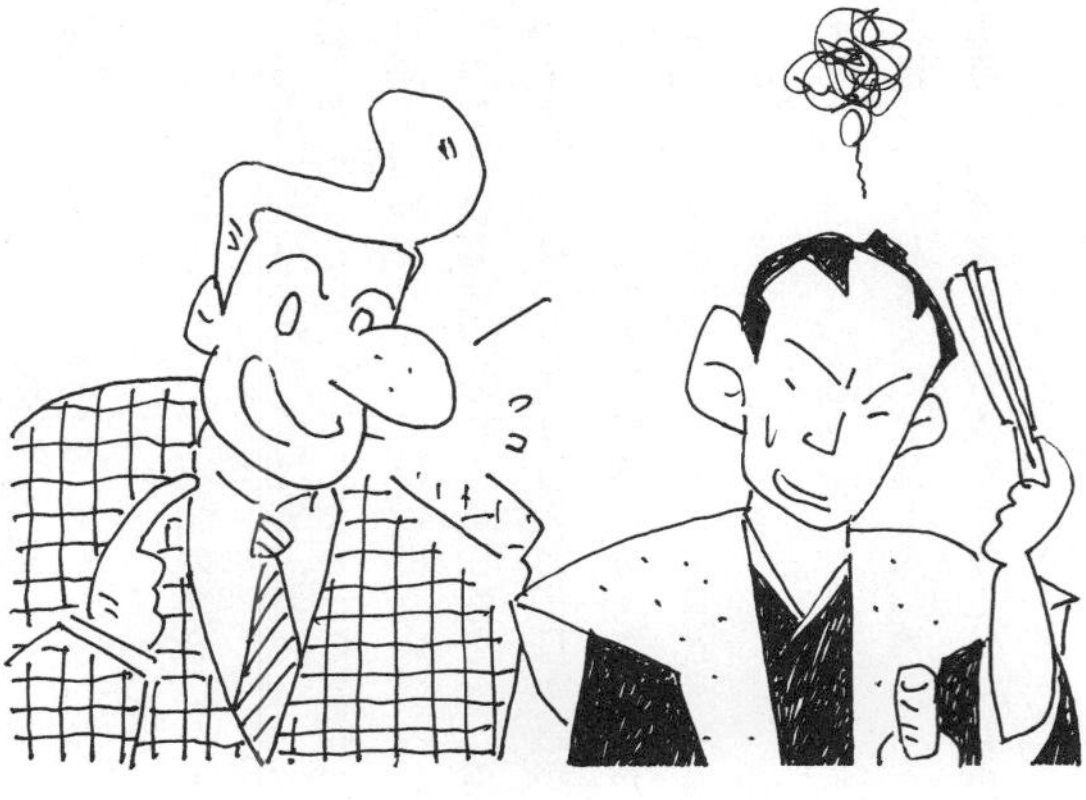

うまくいかないのだ。

また、それに加えてカタカナ表記も正しい発音を妨《さまた》げる一因だという。

外来語が多く入ってきて日本語化しているが、日本語にない発音を無理に日本語発音のカタカナにしてしまうため、その間違った表記が浸透《しんとう》してしまう。

たとえば「bat」は、最後に子音で終わる言葉で「t」ははっきりと発音しない音だが、日本語で「バット」といわれているので、最後に「to」と母音をつけ加えた形で発音してしまう。

きちんとした発音を身につけるには、まず英語の44の音を正確に聞き取り、そして正確に発音できるように練習するところからはじめなければならないよう。やれやれ、である。

英語マスターへの近道は発音よりリズムにあり！

さて、日本人にとって英語の発音はハードルが高いということは前の項目で述べたとおりだが、発音が上達しないからといって英語を諦《あきら》めてしまってはいけない。

次のような実験がある。同じ英文を、英語がネイティブのアメリカ人と、日本語ネイティブの日本人が読み上げ、この音声をコンピューターでそれぞれ発音とリズムとに分けてしまう。

そして、日本人が読み上げた音声のリズムだけをアメリカ人のそれと入れ替え、またもう一方でアメリカ人が読み上げた音声のリズムは日本人のものと入れ替えてみる。

発音は日本人でリズムはアメリカ人のも

のと、発音はアメリカ人でリズムは日本人のものができるわけだ。この2種類の音声を、英語がネイティブのアメリカ人に聞かせる。

するとと驚くべきことに、発音のほうが、発音はアメリカ人の音声のほうが、発音は日本人でリズムはアメリカ人でリズムは日本人のものよりも、英語らしく自然に聞こえるということがわかった。

長い文章になればなるほど、部分的な発音よりも、リズムや間合いなど全体的な英語らしいリズムを備《そな》えていたほうが、それらしく聞こえるということである。

しかし、こうした要素と同じく、いやそれ以上に大切なのは、話そう、コミュニケーションしよう、という意欲であることをお忘れなく！

＊　＊

人体の驚異、いかがでしたでしょうか？「耳・声・音」の法則や働きを知ることで、私たちの身体の能力のすごさや面白さに、改めて気づくきっかけとなれば幸いです。

◉左記の文献等を参考にさせていただきました――
「図解雑学・音のしくみ」中村健太郎（ナツメ社）／「音のなんでも小事典」日本音響学会、「誰も知らない声の不思議・音の謎」鈴木松美、「当節おもしろ言語学」城生佰太郎（以上、講談社）／「音のおもしろ雑学事典」音雑学研究会（ヤマハミュージックメディア）／「トコトンやさしい音の本」戸井武司（日刊工業新聞社）／「声がよくなる本〝ヴォイス博士〟の方法」米山文明（主婦と生活社）

KAWADE
夢文庫

人体の驚異！
［耳と声と音］の謎と不思議

二〇〇九年一月五日　初版発行

著　者……ライフ・サイエンス研究班［編］
企画・編集……夢の設計社
東京都新宿区山吹町二六一〒162-0801
☎〇三―三二六七―七八五一（編集）
発行者……若森繁男
発行所……河出書房新社
東京都渋谷区千駄ヶ谷二―三二―二〒151-0051
☎〇三―三四〇四―一二〇一（営業）
http://www.kawade.co.jp/
装　幀……川上成夫＋清水美和
印刷・製本……中央精版印刷株式会社
組　版……株式会社翔美アート

Printed in Japan ISBN978-4-309-49713-6